Preiskalkulation für Zahntechniker

Unternehmenszahlen erkennen, analysieren, anwenden

ZTM Thorsten Kordes

Preiskalkulation für Zahntechniker

Unternehmenszahlen erkennen, analysieren, anwenden

ZTM Thorsten Kordes

Verlag Neuer Merkur GmbH

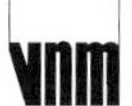

Bibliografische Informationen der Deutschen Bibliothek
Die Deutsche Bibliothek verzeichnet diese Publikation in der Deutschen Nationalbibliografie; detaillierte bibliografische Daten sind im Internet über http://dnb.ddb.de abrufbar.

Verlagsort: Postfach 60 06 62, D-81206 München

Preiskalkulation fur Zahntechniker - Unternehmenszahlen erkennen, analysieren, anwenden
1. Auflage 2014

Projektbetreuung: Ulrich Bartel
Konzeption & Titelgestaltung: Dagmar Papić
Layout: Simon Asselmann

ISBN 978-3-95409-015-0

Druck: CPI Books GmbH, Ulm

Coverfoto: © Jeanette Dietl - Fotolia

Erstklassige zahntechnisch-handwerkliche Fähigkeiten sind die Basisanforderung für den Erfolg des Meisterlabors. Doch reichen höchste Präzision, der perfekte Umgang mit den unterschiedlichsten Materialien und mithin die naturgetreue Rekonstruktion der natürlichen Zähne für einen wirtschaftlich gesunden und nachhaltigen Geschäftsbetrieb nicht aus. Sicherlich gibt es Momente, in denen der fachliche Ehrgeiz nach Perfektion überwiegt und die Meisterin oder der Meister mit Herzblut eine zusätzliche Arbeitsstunde einsetzt, um das „Meisterwerk" zu schaffen. Doch was, wenn außer dem persönlichen Stolz und der Ehre am Ende wirtschaftlich nichts bleibt? Damit ist die zentrale Frage aus unternehmerischer Sicht gestellt. Denn die Meisterbetriebe erfahren jeden Tag im Wettbewerb, dass neben der zahntechnischen Kunst ganz rationale, marktwirtschaftliche Regeln über den Erfolg oder Misserfolg des Unternehmens entscheiden. Betriebswirtschaftliche Kenntnisse – auch und insbesondere zur Kalkulation der zahntechnischen Arbeiten – leisten einen wichtigen Beitrag für ein nachhaltig gesundes Labor. Wer morgen noch erfolgreich seine zahntechnische Handwerkskunst verkaufen will, der benötigt deshalb Kenntnisse zur Optimierung der Organisation, leistungsfördernden Führung, konsequenten Planung und wirksamen Kontrolle. Neben der handwerklichen Fertigkeit sind es diese Talente, die den Unterschied im Wettbewerb machen. Mit den unterschiedlichsten Angeboten unterstützen Innungen und VDZI die Meisterbetriebe auf dem Feld der Zahlen und Fakten. Man denke an die BEB Zahntechnik®, die mit ihren Planzeiten zur internen Prozessoptimierung dienen kann, die jährlich erscheinende VDZI-Publikation zur Kostenentwicklung und Ertragslage im Zahntechniker-Handwerk oder die darauf aufbauende „Individuelle Laboranalyse". Mit dem Buch „Preiskalkulation für Zahntechniker" veröffentlicht Thorsten Kordes ein umfangreiches Werk für den betriebswirtschaftlich interessierten Labor-Unternehmer. Wir wünschen Herrn Kordes zahlreiche Leser und damit auch uns noch mehr betriebswirtschaftlich sensibilisierte Unternehmer für ein starkes Zahntechniker-Handwerk.

Mai 2014
Guido Braun
Vize-Präsident
des Verbandes Deutscher Zahntechniker-Innungen

Durch die Einführung der befundorientierten Festzuschüsse bei der Versorgung mit Zahnersatz hat sich die Abrechnung von zahntechnischen Leistungen für den Unternehmer im Zahntechniker-Handwerk substanziell verändert. Die lange Zeit der gesetzlich praktizierten Höchstpreisliste wurde durchbrochen und auf die Regelversorgung beschränkt. Dadurch konnte einer preislichen Fehlentwicklung gegenüber der gesamtwirtschaftlichen Preissteigerung entgegengewirkt werden. Eine politisch vorgegebene Höchstpreisliste kann nun durch eine leistungsorientierte betriebswirtschaftliche Preisfindung abgelöst werden. Neue Materialien und Fertigungstechniken erweitern stetig die zahntechnische Produktpalette. Die Grenzen für eine zahntechnische Versorgung verschieben sich ständig. Der mündige Bürger entscheidet selbst, welches Niveau seine individuelle prothetische Lösung haben soll. Ein Sprichwort sagt: „Es gibt immer jemanden, der etwas schlechter machen und etwas billiger verkaufen könnte." Wer jedoch Qualität liefert, benötigt dafür eine auskömmliche Entlohnung. Hier liegt die Chance unseres Handwerks in der Zukunft. Die Abrechnung zahntechnischer Leistungen wird sich immer mehr in Richtung einer leistungsgerechten Preispolitik verschieben, wenn alle inländischen Marktteilnehmer sich an dieser Maxime orientieren und mit der gleichen Leidenschaft, mit der sie ihre Produkte schaffen, auch die Preisgestaltung betreiben. Preisschätzungen und der Irrglaube, ein Preis ließe sich vereinheitlichen, gefährden den Fortbestand des Betriebes und die Arbeitsplätze der Mitarbeiter. Hier ist die Auseinandersetzung mit den eigenen Daten und Zahlen gefordert. Wer seine Unternehmenszahlen kennt, diese richtig aufbereitet und im Sinne des Betriebes und einer zukunftsorientierten Entwicklung des gesamten Zahntechniker-Handwerks anwendet, handelt verantwortungsbewusst.

An dieser Stelle möchte ich allen danken, die mich in meiner Arbeit unterstützt haben. Mein besonderer Dank gilt Herrn Patrick Hartmann vom VDZI für die Aufbereitung und Überlassung vieler Grafiken sowie Herrn Ulrich Bartel vom Verlag Neuer Merkur für die Realisierung dieses Buches. Viel Freude bereitet mir die Kalkulationssoftware „Dentka“, welche von dem Softwareentwickler André Litfin immer wieder neuesten Erkenntnissen angepasst wird.

Sulingen , im Mai 2014 Thorsten Kordes

Ausgangslage

Die erste Einführung von Festzuschüssen für Zahnersatz im Jahr 1998 war ein Desaster für die zahntechnischen Betriebe. Durch einen Politikwechsel und eine damit verbundene Rückkehr zum Sachleistungsprinzip konnten die Folgen abgemildert werden. Mit dem Inkrafttreten des Gesundheits-Modernisierungs-Gesetzes (GMG) am 01.01.2004 und dem ab 01.01.2005 erneut geltenden Festzuschusssystem bei Zahnersatz erlebt das Zahntechniker-Handwerk einen in der Geschichte des Berufsstandes nicht gekannten wirtschaftlichen Niedergang. Die langjährige Forderung führender Zahnärztevertreter in Deutschland hat die politischen Gremien dazu veranlasst, ein System fester Zuschüsse statt der bisherigen prozentualen Zuschüsse zu etablieren.

Der Gesetzgeber hatte für die Einführung der Festzuschüsse klare Ziele vorgegeben:

1. Mit der Ablösung der prozentualen Zuschüsse durch Festzuschüsse sollte eine ausgabenneutrale technische Umstellung stattfinden, ohne ausdrücklich Einsparungen damit zu verbinden. Tatsächlich haben die gesetzlichen Krankenversicherungen deutlich weniger für Zahnersatz ausgegeben (s. Grafik S. 14), obwohl die Versicherten der GKV mit der Einführung eines Sonderbeitrages von 0,9 % (der Gesetzgeber wollte Versicherte stärker an den Leistungen für Krankengeld und Zahnersatz beteiligen) seit dem 01.07.2005 ihren diesbezüglichen Leistungsanspruch erworben haben. Ab 2015 soll dieser Sonderbeitrag, nach einem Plan der Großen Koalition, entfallen und der Beitragssatz von 15,5 % auf 14,6 % sinken. Arbeitgeber und Arbeitnehmer sollen von den 14,6 % jeweis die Hälfte tragen.

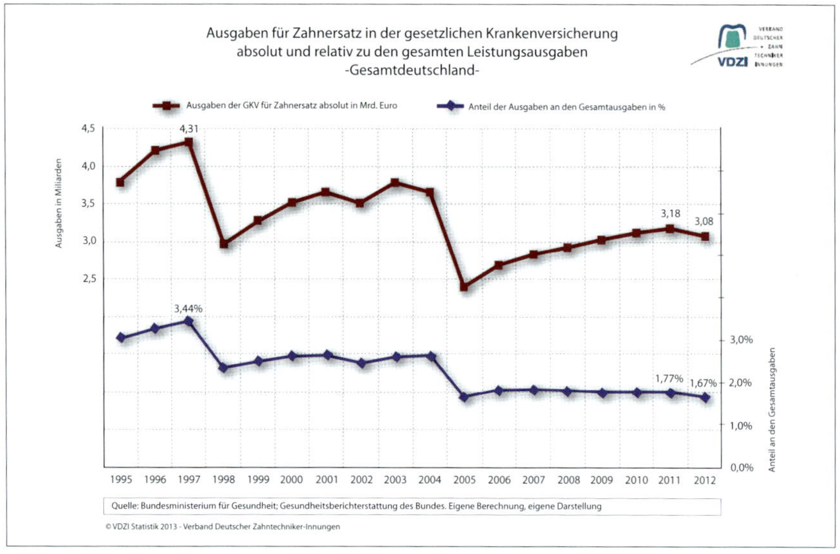

Quelle: VDZI Statistik

2. Das Niveau der Zuschüsse der Krankenkassen sowie die Eigenbeteiligung der Versicherten sollten eins zu eins in das neue System übertragen werden. Tatsächlich ist der Kassenzuschuss von 58,1 % im Jahr 2004 auf 38,0 % in den Jahren 2005 bis 2009 gesunken, während der Eigenanteil der Patienten von 41,9 % auf 62,0 % gestiegen ist.
3. Das bestehende Versorgungsniveau bei Zahnersatz sollte in das neue befundorientierte Festzuschusssystem technisch gleichwertig umgesezt werden. Tatsächlich wurden wesentliche und bewährte Leistungen aus dem bisherigen Leistungskatalog ausgegrenzt. Als Beispiel seien hier nur die Begrenzung der Teleskopkronen auf bestimmte Zähne und der Wegfall von Geschieben bei herausnehmbarem Zahnersatz genannt.
4. Mit dem neuen System sollte mehr Transparenz und Sicherheit für die Patienten verbunden sein. Tatsächlich ist eine völlige Intrans-

parenz eingetreten. Zahnersatz ist eine medizinische Sonderanfertigung nach dem Medizinproduktegesetz (MPG) und trotzdem wissen viele Patienten nicht, wer der Leistungserbringer ist und wo welche Leistung erbracht wurde. Die Erstellung einer Konformitätserklärung nach Anhang III der Richtlinie 93/42/EWG mit der Verpflichtung zur Aushändigung an den/die Patienten/in und die Angabe des Herstellungsortes auf dem Heil- und Kostenplan nach § 87 Abs. 1a SGB V hat nur dann einen Sinn, wenn die Einhaltung der Verpflichtung durch die zuständigen gesetzlichen Gremien auch geprüft und gefordert wird.

5. Mit dem neuen Festzuschusssystem sollte der medizinische Fortschritt nicht vor den Versicherten der GKV halt machen sondern ihnen zugutekommen. Tatsächlich ist es bei der Versorgung mit Zahnersatz zu einer drastischen Vereinfachung in Form von Klammerprothesen sowie einem hohen Auftragsanteil für Reparaturen gekommen. Im Verhältnis zum Gesamtauftragsspektrum für gewerbliche Meisterlabore durch die Zahnärzte verzeichnen die Regelleistungen einen zunehmenden Anteil, während die Verschiebung von zahntechnischen Privatleistungen in die von Zahnärzten betriebenen Praxislaboren erfolgte. Auch eine deutliche Zunahme der Beauftragung von Billigzahnersatz durch die Praxen ist zu verzeichnen.

Die Zielvorgabe durch den Gesetzgeber wurde verfehlt; es ist eine Lenkungswirkung eingetreten, die eine falsche und systemschädigende Wirkung entfaltet. Wenn nicht mehr Qualitätszahnersatz aus deutschen Meisterlaboren sondern Billigzahnersatz aus zahntechnischen Entwicklungsländern beauftragt wird, kann das eingesparte Geld für Honorarsteigerungen in den Praxen genutzt werden, ohne dass der Patient einen spürbaren Nutzen davon hat. In diesem Umfeld sind Handelsgesellschaften mit Lieferadressen in Billiglohnländern wie

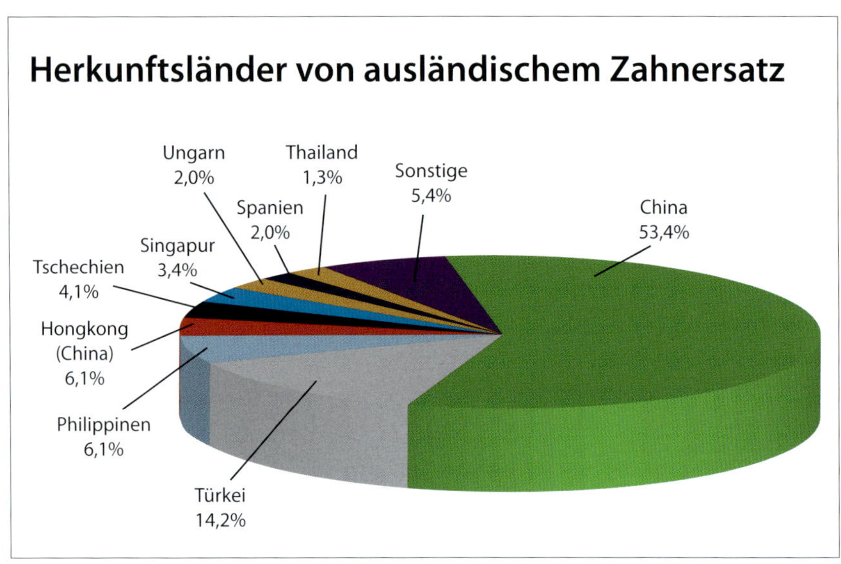

Quelle: IDZ, 2009

China, Vietnam, Türkei usw. aus dem Boden geschossen (siehe Grafik oben).

Aus Sicht des Zahntechniker-Handwerks ist die Bilanz erschreckend:

1. 21.000 Zahntechniker haben in Deutschland ihren Arbeitsplatz verloren. Einher mit dem Verlust von Arbeitsplätzen (s. Grafik S. 17) ging die Schließung von vielen zahntechnischen Meisterbetrieben in Deutschland. Allein in Niedersachsen haben seit Einführung des Festzuschusssystems 163 Betriebe aus wirtschaftlichen Gründen schließen müssen[1].
2. 45% der Ausbildungsplätze in deutschen Meisterlaboren gingen

[1] Zahntechniker-Innung Niedersachsen-Bremen (ZINB)

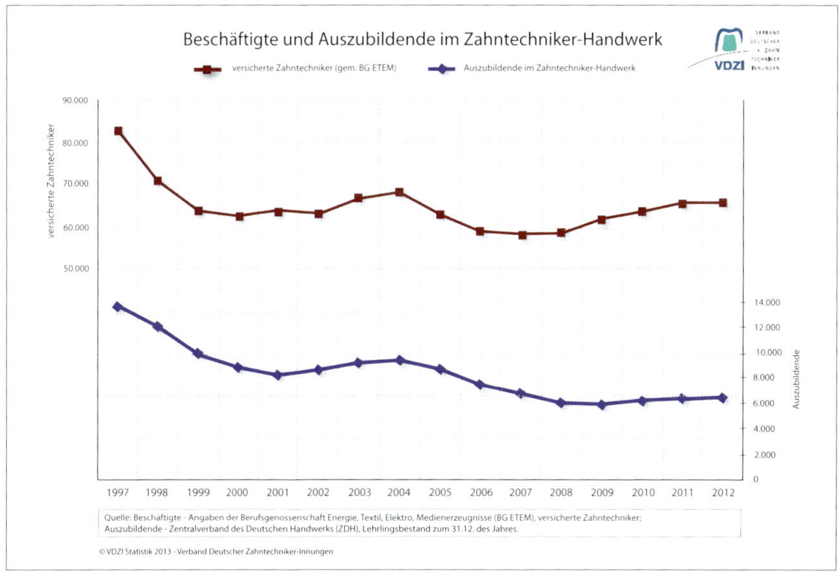

Quelle: VDZI Statistik

verloren. Über einen längeren Zeitraum betrachtet, bietet das Ausmaß der schlechten Ausbildungszahlen (s. Grafik S. 18) ein erschreckendes Bild für die Zukunft des Zahntechniker-Handwerks. Viele junge und qualifiziert ausgebildete Zahntechniker fanden in den letzten Jahren nach ihrer Ausbildung keine Anstellung. Sie haben dadurch keine Zukunftsperspektive in diesem Handwerksberuf, sind in andere Berufszweige abgewandert und auf Dauer für das Handwerk verloren. Unter diesen Bedingungen wird es in den nächsten Jahren immer schwerer werden qualifizierten Nachwuchs zu finden, zumal durch die unzureichende Preisentwicklung für zahntechnische Leistungen auch das Lohnniveau der Zahntechniker gegenüber anderen Gewerken deutlich spürbar gesunken ist.

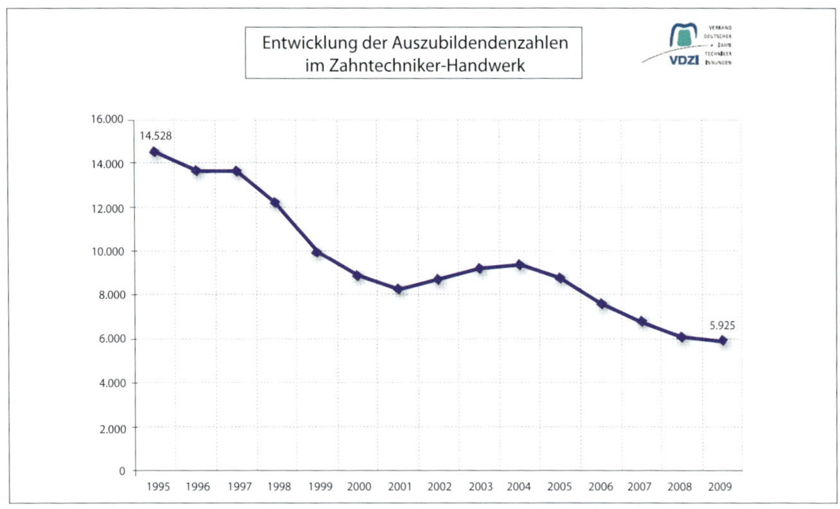

Quelle: VDZI Statistik

Das Zahntechniker-Handwerk benötigt faire Marktbedingungen für alle Handwerksbetriebe in Deutschland, die es derzeit aber nicht gibt. Durch ein Urteil des Bundessozialgerichts im Jahr 1974 wurde der Grundstein für die Einbindung der Preise für zahntechnische Leistungen in die gesetzlichen Krankenversicherung gelegt, welche im Jahr 1982 mit der Einführung eines einheitlichen Verzeichnisses für die abrechnungsfähigen zahntechnischen Leistungen innerhalb der GKV manifestiert wurden. Das Bundeseinheitliche Leistungsverzeichnis (BEL) war geboren. Was zum damaligen Zeitpunkt zu einem ungeahnten Aufschwung führte, erweist sich heute als Hindernis für die Schaffung von wirtschaftlichen Marktbedingungen entsprechenden Preisen. Nach § 57 Absatz 2 SGB V vereinbaren Innungsverbände und die Landesverbände der Krankenkassen und Ersatzkassen die Höchstpreise für die zahntechnischen Leistungen bei den Regelversorgungen nach § 56 Abs. 2 Satz 2 SGB V, sind jedoch in der Steigerungsrate reglementiert durch die Lohnsummensteigerung (durchschnittliche Veränderungsrate der bei

Entwicklung der Preise im Zahntechniker-Handwerk
bei Regelversorgungen
VDZI
1992=100
120
115
110
105
100
95
90
99,4
100,7
101,1
101,3
101,3
104,8
106,5
102,1
102,1
101,9
102,8
103,3
104,2
105,5
106,9
110,3
1992
1993
1994
1995
1996
1997
1998
1999
2000
2001
2002
2003
2004
2005
2006
2007
2008
2009
2010
2011
2012
Quelle: Der Preisindex im ZT-Handwerk errechnet sich aus den erzielten Vergütungsergebnissen, wobei eine Gewichtung nach Größe der Vertragsbereiche erfolgt; rückwirkende Änderungen sind aufgrund der statistischen Methodik möglich. Ab 2011 Weiterberechnung gem. Veränderungsrate nach § 71 (3) SGB V.
© VDZI Statistik 2013 - Verband Deutscher Zahntechniker-Innungen

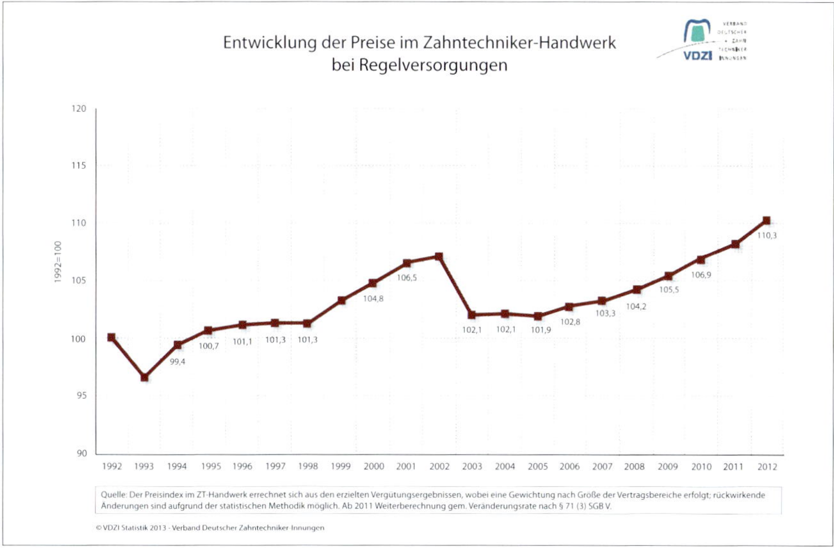

Quelle: VDZI Statistik

tragspflichtigen Einnahmen aller Mitglieder der Krankenkassen je Mitglied für das gesamte Bundesgebiet) nach § 71 Abs. 3 SGB V.
Hinzuweisen ist hier noch auf die fünfprozentige Absenkung der Preise im Jahr 2003 durch das Bundesgesundheitsministerium, um die Belastung der Versicherungsnehmer durch eine geplante Mehrwertsteuererhöhung abzumildern. Die Mehrwertsteuererhöhung kam nicht, die Absenkung der Preise blieb und konnte erst im Jahr 2011 wieder ausgeglichen werden (s. Grafik oben). Die Lohnsummensteigerungsrate betrug 0,64 % im Jahr 2009, 1,98 % im Jahr 2010.
Die Preisentwicklung ist in den letzten Jahren am Zahntechniker-Handwerk völlig vorbeigegangen. Kostensteigerungen konnten nicht mehr kompensiert werden. Die Innungsverbände können aufgrund der Reglementierung durch das SGB V nicht besser verhandeln und sie kämpfen in Zusammenarbeit mit dem Verband Deutscher Zahntechniker-Innungen (VDZI) um eine notwendige politische Lösung.

Interessant ist auch die Betrachtung der zahntechnischen Höchstpreise im Verhältnis zum Verbraucherpreisindex, die die folgende Grafik veranschaulicht:

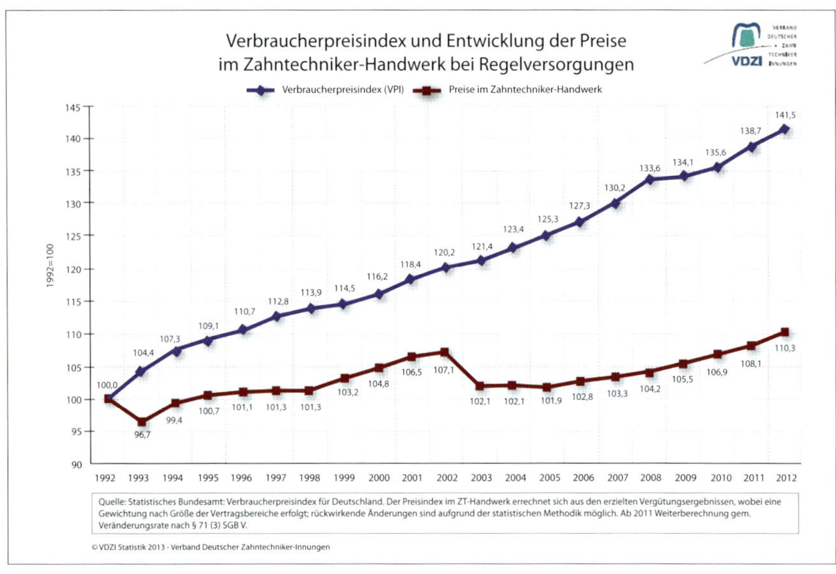

Quelle: VDZI Statistik

Der Verbraucherpreisindex für Deutschland misst die durchschnittliche Preisentwicklung aller Waren und Dienstleistungen, die von privaten Haushalten für Konsumzwecke gekauft werden. Single-Haushalte sind ebenso berücksichtigt wie Rentnerehepaare oder Großfamilien. Der Verbraucherpreisindex liefert ein Gesamtbild der Teuerung in Deutschland, bei dem alle Haushaltstypen, alle Regionen von Deutschland und sämtliche dort nachgefragten Waren und Dienstleistungen einbezogen sind – Mieten, Nahrungsmittel, Bekleidung ebenso wie etwa Kraftfahrzeuge oder Dienstleistungen wie Friseur, Reinigung oder Reparaturen[2].

[2] www.destatis.de/DE/Meta/AbisZ/VPI.html

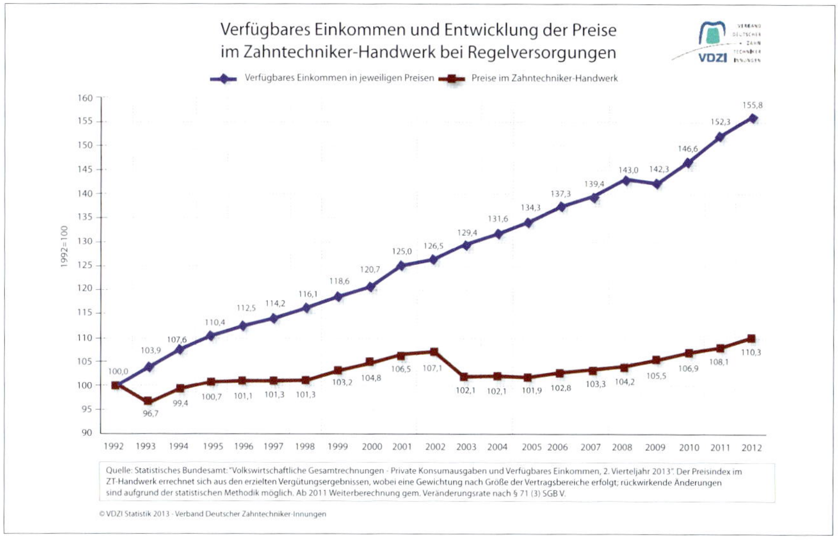

Quelle: VDZI Statistik

Auch hier ist deutlich die Abkopplung der zahntechnischen Höchstpreise von der allgemeinen Preisentwicklung in der Bundesrepublik zu erkennen.

Nie war Zahnersatz preiswerter im Verhältnis zur Kaufkraft der Bundesbürger in Bezug auf das verfügbare Einkommen der privaten Haushalte, was die obige Grafik veranschaulicht.

Die Abkopplung der Preise von der wirtschaftlichen Entwicklung ohne Berücksichtigung der Kostensteigerung im Zahntechniker-Handwerk sowie der Inflationsrate bedingt eine deutliche Stagnation der Löhne gegenüber dem Gesamthandwerk, dem produzierenden Gewerbe und dem Dienstleistungsbereich (s. Grafik auf S. 22). Große Wirtschaftsredaktionen haben den Zahntechnikern in den letzten zehn Jahren eine Reduzierung ihrer Einkommen von 34,2 % bestätigt.

Ungeachtet der strukturellen Veränderungen in der Branche nahmen in den zurückliegenden Jahren die Unternehmensneugründungen kontinuierlich zu. Ursächlich hierfür waren vermutlich der anhaltende Beschäftigungsabbau der letzten Jahre und die seit langem schlechten Verdienstmöglichkeiten, was etliche betroffene Zahntechniker dazu bewogen hat, sich selbstständig zu machen. Von 2004 bis 2011 stieg die Zahl der in die Handwerksrolle eingetragenen zahntechnischen Betriebe von 7.884 auf 9.524.[3] Die durchschnittliche Betriebsgröße beträgt elf Vollbeschäftigte, wobei die größte Zahl der Betriebe fünf bis neun Mitarbeiter beschäftigt und nur rund elf Prozent der Betriebe mehr als 19 Mitarbeiter haben. Der Anteil der Kleinbetriebe mit ein bis vier Beschäftigten beträgt zirka 17 Prozent[4].

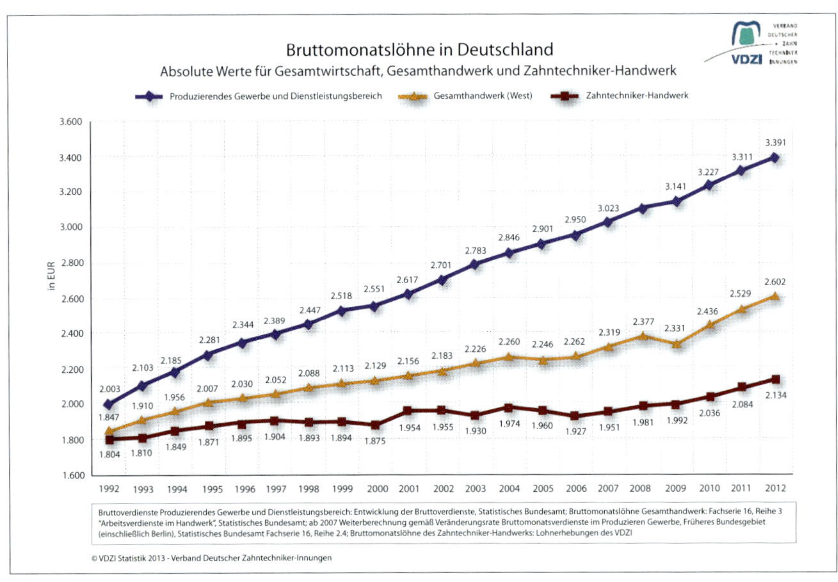

Quelle: VDZI Statistik

[3] VR Branchen Special, Sonderausgabe für die ZINB
[4] VDZI Statistik

Nach einem drastischen Umsatzeinbruch im Jahr 2005, bedingt durch die Anpassungsschwierigkeiten an das Festzuschusssystem, hat eine positive Umsatztendenz der letzten Jahre die betriebswirtschaftliche Lage der Betriebe wieder verbessert. Die Labore haben in den vergangenen Jahren unter dem Preisdruck, der von der Einführung der Festzuschüsse ausging, ihre Kosten, besonders die Personalkosten, stark reduziert. Diese Kostenreduzierung führte zwar zu einer wirtschaftlichen Erholung der Betriebe, ging letztendlich aber zulasten der Mitarbeiter. Der Gewinn der Betriebe hat sich nach dem Einbruch 1998/99 und den schwachen Jahren danach (s. Grafik auf S. 24) wieder stabilisiert. Dazu mussten jedoch alle betrieblichen Reserven mobilisiert und vorhandene Rücklagen aktiviert werden. Hier fehlt jetzt das Kapital, um notwendige Zukunftsinvestitionen zu realisieren. Die hohe Wettbewerbsintensität innerhalb der Branche, die steigende Zahl von Praxislaboren oder zahnärztlichen Gemeinschaftslaboratorien sowie der zunehmende Anteil von Billigzahnersatz aus dem Ausland erhöhen den wirtschaftlichen Druck auf die einzelnen Betriebe deutlich. Der VDZI und die Landesinnungsverbände stehen in ständigem Kontakt mit der Politik und den zahnärztlichen Standesverbänden, um eine Verbesserung der Situation herbeizuführen. Dies allein kann jedoch nicht genügen. Jeder einzelne Unternehmer im Zahntechniker-Handwerk muss sich für den Berufsstand engagieren. Unterstützung der Verbandsarbeit durch Mitgliedschaft in der Innung, Identifizierung mit den Grundpositionen unseres Handwerks und kollegiales Handeln gegenüber inländischen Mitbewerbern in Bezug auf die Zahnärzteschaft als Auftraggeber sind gefragt.

Zukunftssicherung beginnt in erster Linie im eigenen Betrieb, mit Blick auf die Gesamtsituation der Branche. Das Arbeitsumfeld des Unternehmers im Zahntechniker-Handwerk hat sich in den letzten Jahrzehnten wesentlich verändert. Dies wird auch deutlich durch die neue Verord-

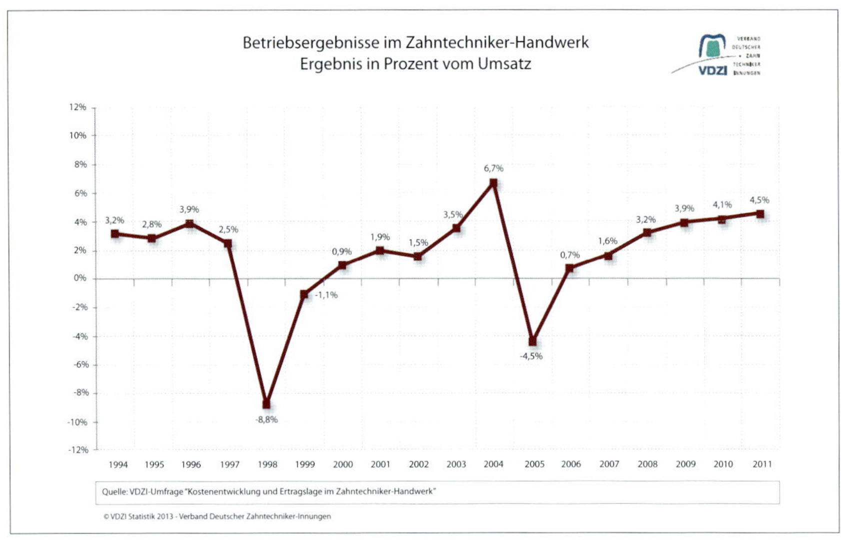

Quelle: VDZI Statistik

nung über das Meisterprüfungsberufsbild und die Prüfungsanforderungen in den Teilen I und II der Meisterprüfung im Zahntechniker-Handwerk, die am 01.07.2007 in Kraft getreten sind. Ziel dieser neuen Meisterprüfungsverordnung ist es, neben den fachspezifischen Kenntnissen und Fertigkeiten die unternehmerischen Bereiche des Zahntechnikermeisters stärker hervorzuheben, um ihn damit in die Lage zu versetzen, Leitungsaufgaben nicht nur im technischen sondern auch verstärkt im kaufmännischen und personalwirtschaftlichen Bereich wahrnehmen zu können.[5] Die neue Meisterprüfungsverordnung (MPVO) für das Zahntechniker-Handwerk kann in ihrer Struktur auch als „Unternehmerprüfung" bezeichnet werden. Heute ist der Unternehmer im Zahntechniker-Handwerk mehr denn je gefordert, betriebsspezifische Daten, Fakten

[5] VDZI, Erläuterungen und Empfehlungen zur Verordnung über das Meisterprüfungsberufsbild

und Zahlen zur Grundlage seiner unternehmerischen Entscheidungen zu machen. Hier darf kein Zeitaufwand gescheut werden, das notwendige Wissen über den wirtschaftlichen Stand und die kaufmännischen Gegebenheiten des Betriebes zu erlangen. Wer seine Unternehmenszahlen nicht kennt, sie nicht zuordnen bzw. transparent machen kann, wird sie auch nicht zum wirtschaftlichen Erfolg des Betriebes einsetzen können. Die eigenen Unternehmenszahlen erkennen, analysieren und anwenden ist eine der zentralen Aufgaben eines Unternehmers in der Tätigkeit für seinen Betrieb.

Unternehmenszahlen erkennen

Kaum ein Betrieb ist derzeit in der Lage, eine detaillierte Kalkulation seiner Privatpreise vorzulegen, geschweige denn, sie mit eigenen betriebsspezifischen Daten der Kostenrechnung zu belegen. Dabei gehört das Wissen um den betrieblichen Stundenverrechnungssatz als Ergebnis der betriebseigenen Kostenrechnung auf Grundlage der Daten der Buchführung und des Jahresabschlusses zum elementaren Grundwissen eines Zahntechnikermeisters bzw. einer Zahntechnikermeisterin.

Betriebliches Rechnungswesen

„Das betriebliche Rechnungswesen dient der mengen- und wertmäßigen Erfassung, Verarbeitung, Abbildung und Überwachung sämtlicher Zustände und Vorgänge (Geld- und Leistungsströme), die im Zusammenhang mit dem betrieblichen Leistungsprozess auftreten."[6] Es unterteilt sich, nach den Vorschriften des Handelsgesetzbuches (HGB), in ein externes und ein internes Rechnungswesen. Das externe Rechnungswesen unterliegt dem HGB sowie dem Steuerrecht (Abgabenordnung - AO, Einkommenssteuergesetz - EStG, Körperschaftsteuergesetz - KStG) und wird für die meisten Betriebe von einer externen

[6] J.P. Thommen / A.K. Achleitner, Allgemeine Betriebswirtschaftslehre, S. 427

Steuerkanzlei erledigt.
Zum externen Rechnungswesen gehören

- Finanzbuchhaltung,
- Personalbuchhaltung,
- Jahresabschluss, Bilanz, GuV-Rechnung.

Das interne Rechnungswesen ist unternehmensspezifisch gestaltet. Planung, Steuerung und Kontrolle der finanziellen Betriebsströme sind hier die Hauptaufgabe. Es dient der Erfolgs- sowie der Finanz- und Liquiditätskontrolle durch das betriebliche Management. Es ist Grundlage für die Produktions-, Investitions- und Finanzplanung und trägt somit zur Fundierung unternehmerischer Entscheidungen bei. Das Unternehmen nutzt hierzu die Daten der Kosten- und Leistungsrechnung. Daher wird die Kostenrechnung auch oft als internes Rechnungswesen bezeichnet.[7]

Kosten- und Leistungsrechnung

Die Aufgabe der Kostenrechnung besteht in der vollständigen Erfassung, Verteilung und Zurechnung der in einem Abrechnungszeitraum (jährlich, vierteljährlich) bei der betrieblichen Leistungserbringung entstandenen Kosten und ihrer Verrechnung mit den Erträgen. Sie befasst sich betriebsbezogen mit den Kosten und Leistungen, die im Zusammenhang mit der betrieblichen Tätigkeit des Handwerksbetriebes stehen. Die Kostenrechnung bildet die Grundlage für Planungen und Entscheidungen durch Ermittlung der voraussichtlich anfallenden Kosten (entscheidungsorientierte Zukunftsrechnung) und durch den Vergleich der tatsächlich angefallenen Kosten mit den zuvor geplanten Kosten (kontrollierende Vergangenheitsrechnung). Sie dient der Berechnung der Selbstkosten der erbrachten Leistungen und schafft da-

[7] Wöhe, Einführung in die allgemeine Betriebswirtschaftslehre, S. 692

mit die Grundlage für die Kalkulation des betrieblichen Preises. Sie ist Mittel für die Kontrolle der Wirtschaftlichkeit des Betriebes, da durch sie die betrieblichen Kosten den betrieblichen Leistungen gegenübergestellt werden. Kostenkontrolle gibt den Betrieben die Möglichkeit, die Kosten zu beeinflussen, um sie möglichst zu senken. Das Wissen um die Kosten und Leistungen des Betriebes ermöglicht es dem Unternehmer im Zahntechniker-Handwerk, Rückschlüsse auf die Wirtschaftlichkeit und Rentabilität der Beschaffungs-, Produktions- und Absatzprozesse seines Unternehmens zu ziehen.[8]

Kosten und Leistungen werden folgendermaßen definiert:

Kosten
„Für die Herstellung und Verwertung betrieblicher Leistungen erforderlich, in Geldeinheiten ausgedrückter Verbrauch (Verzehr) an Gütern, Dienstleistungen und öffentlichen Abgaben."[9]

Leistung
„Von einem Unternehmen erstellte und Abnehmern zur Verfügung gestellte Sachgüter und Dienstleistungen, deren Erzeugung dem geforderten Zweck entspricht und die zu Markt- oder Verrechnungspreisen bewertet werden."[10]
Durch die Verrechnung der Kosten mit den Leistungen wird das Betriebsergebnis ausgewiesen:

- Leistung – Kosten = Betriebsergebnis
- Leistung > Kosten = positives Betriebsergebnis
- Leistung < Kosten = negatives Betriebsergebnis

[8] Schmolke/ Deitermann, Industrielles Rechnungswesen, S. .351 u. 352
[9] Weber/ Bart, Die neue Preiskalkulation bei Zielpreisen, S. 24
[10] Weber/ Bart, Die neue Preiskalkulation bei Zielpreisen, S. 30

Die Notwendigkeit der Kostenrechnung ist für den selbstständigen Zahntechnikermeister / Unternehmer unabdingbar, denn die Kosten dürfen die festgesetzten Leistungen (Erträge) für eine zahntechnische Arbeit nicht dauerhaft überschreiten, wenn der Betrieb auf einem wirtschaftlich sicheren Fundament stehen soll.

Eine effektive Kostenrechnung dient der Ermittlung der Selbstkosten pro Kostenträgereinheit, das heißt pro Stück bzw. pro Auftrag und läuft nach kaufmännischen Grundsätzen in drei Stufen ab:

- Kostenartenrechnung
- Kostenstellenrechnung
- Kostenträgerrechnung

Kostenartenrechnung

„Welche Kosten sind entstanden?"
Die Kostenartenrechnung dient der systematischen Erfassung aller Kosten, die bei der Erstellung und Verwertung einer Leistung entstehen. Kostenarten sind in der Zahntechnik die Materialkosten, die Personalkosten und die Gemeinkosten. Das Erkennen und Erfassen der Kosten ist insbesondere für die Kosten wichtig, die nicht in der Buchführung enthalten sind. Dieses sind die sogenannten kalkulatorischen Kosten als weitere Kostenart. Ziel der Kostenartenrechnung ist die vollständige Erfassung der gesamten Kosten einer Periode (Monat oder Jahr) und deren zweckmäßige Gliederung. Die Kriterien der Kostengliederung ergeben sich durch den Weg der Weiterverrechnung innerhalb der Kalkulation. Die Gliederung sollte sich an der gewählten Kalkulationsart orientieren.

Kostenstellenrechnung

„Wo sind die Kosten entstanden?"

Die Kostenstellenrechnung baut auf der Kostenartenrechnung auf und ist das Bindeglied zur Kostenträgerrechnung. Während die Kostenartenrechnung zeigt, welche Kosten entstanden sind, gibt die Kostenstellenrechnung Aufschluss darüber, wo die Kosten angefallen sind. Sie erfasst die Kosten am Ort ihrer Entstehung. Kosten müssen erfasst werden und es muss ersichtlich sein, welcher Kostenstelle sie zugeordnet werden müssen. Durch das Erkennen der entstandenen Kosten und ihrer Zuordnung in den Kostenstellen des Kostenabrechnungs-bogens ist es jederzeit möglich die Kosten zu kontrollieren.

Bei den Kostenstellen im Kostenabrechnungsbogen wird zwischen Einzelkosten (direkte Kosten), Gemeinkosten (indirekte Kosten) und Zusatzkosten (aufwandslose Kosten) unterschieden.

Einzelkosten sind alle Kosten, die sich dem Erzeugnis unmittelbar zuordnen lassen. Sie werden pro Einzelauftrag direkt ermittelt und verrechnet. Im Zahntechniker-Handwerk sind dies die Fertigungslöhne und das Verkaufsmaterial. Sie lassen sich direkt dem einzelnen Werkstück zuordnen. Sie werden daher auch als direkte Kosten bezeichnet.

Kosten, die nicht direkt auf die Leistung verrechnet werden können, aber zur Aufrechterhaltung des Betriebes insgesamt anfallen, werden **Gemeinkosten** genannt. Sie lassen sich dem Einzelauftrag nicht direkt zuordnen und heißen folgerichtig auch indirekte Kosten. Gemeinkosten können nur anteilsmäßig mithilfe von Zuschlagsätzen verrechnet werden. Gemeinkosten sind etwa Verbrauchsmaterial, Raumkosten, Sozialkosten (Arbeitgeberanteile zur Renten-/Kranken-/Pflege- und Arbeitslosenversicherung), Porto, Telefon, Werbe- und Reparaturkosten usw.

Zusatzkosten sind die kalkulatorischen Kosten. Von der Aufwandsseite her beeinflussen sie lediglich die einzelne Kalkulation und damit verbunden das Betriebsergebnis, nur bedingt aber das Gesamtergebnis der Unternehmung.

Kostenabrechnungsbogen

NAME: DATUM:

KOSTENARTEN / Kostenstellen	%	EUR
1. Materialkosten		
Verbrauchsmaterial	5,46	
Verkaufsmaterial	14,77	
2. Personalkosten		
Fertigungslöhne	27,76	
Gehälter	14,82	
Gemeinkostenlöhne	2,30	
Sozialkostenzuschlag	7,27	
3. Raumkosten		
Miete	2,46	
Energie	1,26	
Instandhaltung	0,19	
4. Kalkulatorische Kosten		
Kalkulatorische Abschreibung	3,92	
Kalkulatorische Zinsen	0,15	
Kalkulatorische Miete	0,00	
Kalkulatorischer Unternehmerlohn	8,84	
5. Steuern/Gebühren/Beiträge/Zinsen	0,06	
6. Fahrzeuge/Werbekosten/Reparaturen/GWG	5,21	
7. Bürokosten/Porto/Telefon/ Leasing/sonstige Kosten	4,64	
Summe Kosten	**100,00**	

Die im Kostenabrechnungsbogen angegebenen Zahlen gelten für einen Musterbetrieb und können in dieser Größenordnung in einem zahntechnischen Betrieb vorkommen. Sie sollten jedoch nicht als repräsentativ angesehen werden. Für eine genaue Kalkulation muss jeder Betrieb seine eigene Kostenstruktur ermitteln. Typisch für einen zahntechnischen Betrieb ist die hohe Summe der Personalkosten im Verhältnis zu den anderen Kosten, da es sich um ein lohnintensives Handwerk handelt. Die Personalkosten sind, im Verhältnis zur Summe der Kosten im Verbund mit der Zeit, die für eine Arbeit benötigt wird, für den Gewinn und den Fortbestand eines Unternehmens äußerst wichtig.

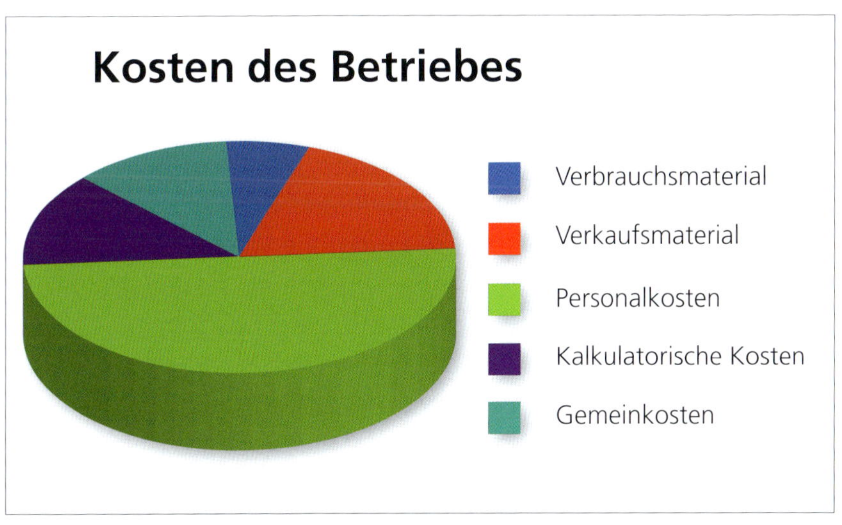

In einzelnen Fällen können in der betrieblichen Produktion Sonderkosten anfallen. Sonderkosten sind Kosten, die durch Sonderereignisse oder durch erhöhten Aufwand in verhältnismäßig seltenen Fällen verursacht werden. Sie werden einzeln und direkt erfasst und dem Werkstück direkt zugeordnet. Hierbei kann es sich um einen erhöhten Aufwand in der Qualität und Ausführung des Werkstückes handeln.

Materialkosten

Verbrauchsmaterial

Beim Verbrauchsmaterial handelt es sich um Materialien, die zur Herstellung zahntechnischer Leistungen benötigt und verwendet werden, auf der Rechnung aber nicht einzeln aufgeführt sind bzw. abgerechnet werden. Dieses sind zum Beispiel Gipse, Wachse, Einbettmassen, Kunststoffe, Komposite, Keramikmassen, Strahlmittel, Fräsen usw. Der Anteil der Verbrauchsmaterialien an den Gesamtkosten des Betriebes sollte acht Prozent nicht überschreiten. Eine exakte Kostenkontrolle ist hier unbedingt notwendig. Einsparpotenzial liegt eventuell im Einkauf, eher jedoch im Verbrauch der Materialien. Beim Einkauf sollte in keinem Fall an der Qualität der Produkte gespart werden. „Never change a winning team" gilt nicht nur im Personalbereich, sondern ganz besonders auch im Materialbereich. Vertrauen Sie der Produktlinie, die Sie in Ihrem Labor aufgebaut haben. Wechseln Sie nicht gleich ein Material aus, nur weil Ihnen ein anderes Produkt einer anderen Firma günstiger angeboten wird. Prüfen Sie vorher genau, ob der Einkaufsgewinn nicht durch einen höheren Arbeitsaufwand oder durch schlechtere Qualität verloren geht. Mehr Einsparpotenzial liegt im Umgang mit dem Material. Machen Sie Ihren Mitarbeitern klar, wie wichtig der sorgsame und verantwortungsvolle Umgang mit den Materialien ist. Fräsen müssen zum Beispiel nicht unter Verschluss gehalten und einzeln ausgegeben werden. Eine kleine Liste, in der der aktuelle Bestand verzeichnet ist und jeder seinen Verbrauch eintragen muss, genügt meist schon, um Einsparungen von 30 bis 50 % zu erhalten. Um die Kostenstelle Verbrauchsmaterialien dauerhaft sicher zu handhaben, lohnt es sich, einige Hilfskostenstellen einzurichten.

Beispiel:

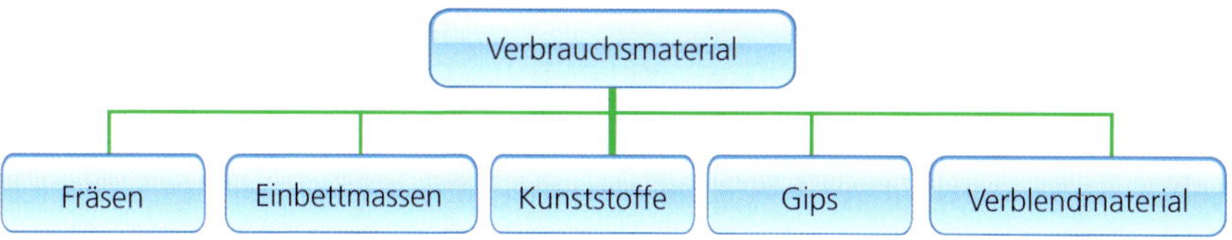

Wenn Ihr Steuerberater bisher das Verbrauchsmaterial insgesamt auf eine Kostenstelle gebucht hat, können Sie mit ihm vereinbaren, zu der Hauptkostenstelle Verbrauchsmaterial für Sie die entsprechenden Nebenkostenstellen zu bilden. Bei der laufenden Buchführung müssen Sie ihm dann nur auf den Rechnungen mitteilen, wo er sie buchen soll. Durch die Hilfskostenstellen wird der einzelne Verbrauch wesentlich transparenter und kann positiv beeinflusst werden. Mehr Transparenz bedeutet mehr Sicherheit bei Entscheidungen. Durch Statistiken über die einzelnen Abrechnungspositionen kann dadurch etwa ermittelt werden, wie viel Gips im Verhältnis zu den abgerechneten Modellen verbraucht wurde oder auch, wie viel Kunststoff im Verhältnis zu den abgerechneten Prothesen verwendet wurde. Aufgrund dieser Statistiken ist es möglich, den Materialverbrauch effektiv zu kontrollieren und zu beeinflussen.

Verkaufsmaterial

Zum Verkaufsmaterial zählen Gold, Zähne, Hilfsteile, Implantatteile und eventuell verschiedene Nichtedelmetalllegierungen. Das Verkaufsmaterial wird dem einzelnen Werkstück direkt zugeordnet und auf der Rechnung einzeln ausgewiesen. Durch Ein- und Verkauf in direktem Sinne kann das Verkaufsmaterial auch als durchlaufender Posten beschrieben werden. Durch die kurzen Lieferzeiten der Lieferanten ist nur eine geringe Lagerhaltung notwendig. Bei Zähnen hat sich in vielen Fällen das Kommissionslager durchgesetzt und bei den Implantatteilen lohnt sich nur die Lagerhaltung der Modellabutments, da die

Aufbauten dem jeweiligen Fall entsprechend direkt bestellt werden. Für die spätere Preiskalkulation ist dieser Posten nur bedingt relevant, da er nicht den Preis der einzelnen Leistungsposition belastet, sondern in der Gesamtrechnung gesondert ausgewiesen wird. Wie der Name schon sagt, wird dieses Material verkauft, das heißt in diesem Bereich wird Gewinn erzielt. Dieser Gewinn ist nicht unerheblich für die zahntechnischen Betriebe, denn Herstellerrabatte für diese Materialien ermöglichen den Unternehmen eine nicht zu vernachlässigende Gewinnmarge. Für Gold, Zähne und Hilfsteile gibt es in den verschiedenen Innungsgebieten für die Regelversorgung fest vereinbarte Aufschlagsgrößen. Demgegenüber legt der Unternehmer in der Privatabrechnung die Preisgrößen selber fest, wobei er sich an den am Markt gängigen Größen orientiert. Deshalb ist es auch in diesem Bereich sinnvoll, Hilfskostenstellen einzurichten, um im Vergleich zwischen Einkauf und Verkauf in den Kostenstellen die einzelnen Gewinne und Gewinnspannen analysieren zu können, auch unter dem Aspekt der unterschiedlichen prozentualen Gewinnaufschläge.

Beispiel:

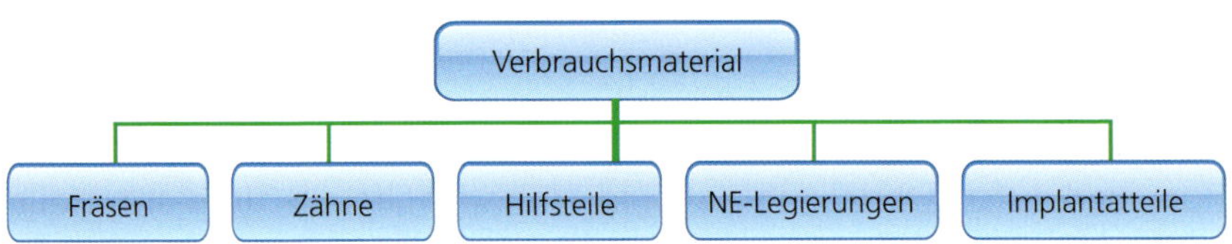

Der Vergleich der hier erzielten Gewinne mit dem Gesamtbetriebsergebnis wird einigen Betrieben vor Augen führen, dass das positive Betriebsergebnis weitestgehend oder fast ausschließlich auf den Gewinnen beruht, die im Bereich des Verkaufsmaterials erzielt wurden. Hier sollte sehr schnell umgedacht werden, denn ein staatlicher Eingriff in diesem Bereich könnte kurzfristig zur Insolvenz dieser Betriebe führen. Außerdem würde eine weitere Kürzung im Bereich der BEL-Liste auch diesen Ertrag aufzehren. Gewinn darf nicht nur durch Materialverkauf erzielt werden, sondern muss auch und unbedingt im operativen Bereich erwirtschaftet werden!

Personalkosten

Als Entgelt der Arbeitsleistung bezieht ein Arbeiter Lohn und ein Angestellter Gehalt. Löhne und Gehälter sind für die Arbeitnehmer Einkommen und für den Arbeitgeber Aufwendungen, die als Kosten in die Preiskalkulation eingehen. Ein zahntechnisches Unternehmen benötigt einen vielfältig strukturierten Personalbestand zur Herstellung seiner Produkte im Bereich der Fertigung, der Verwaltung und für den Vertrieb der Erzeugnisse. Nicht zu vergessen sind die Auszubildenden, der Laborinhaber und mitarbeitende Familienangehörige. Zu den Personalkosten zählen alle Kosten, die durch die Produktion unmittelbar oder mittelbar entstanden sind. Sie werden in der Lohn- und Gehaltsbuchhaltung erfasst. Die Personalkosten eines Betriebes setzen sich wie folgt zusammen:

- Löhne und Gehälter, einschließlich Urlaubs- und Weihnachtsgeld, Überstundenvergütung und Sachbezüge.
- Gesetzliche soziale Aufwendungen, wie der Arbeitgeberanteil (50%) zur gesetzlichen Kranken-, Pflege-, Renten- und Arbeitslosenversicherung und der Beitrag zur gesetzlichen Unfallversicherung (Berufsgenossenschaft).
- Freiwillige soziale Aufwendungen, wie etwa Essen- und Fahrtkostenzuschüsse, Jubiläumszuwendungen, Heiratsbeihilfe, Geburtsbeihilfe u. a.[11]

[11] Schmolke/Deitermann, Industrielles Rechnungswesen, S. 165

Fertigungslöhne

Hier werden alle Bruttolöhne der Mitarbeiter verbucht, die direkt in der Produktion tätig und mit keinen weiteren produktionsfremden Aufgaben betraut sind. Die Anleitung von Auszubildenden, wenn sie im direkten Zusammenhang mit der Produktion geschieht, wird nicht als produktionsfremde Aufgabe gesehen. Weit schwieriger gestaltet sich die Sache bei Mitarbeitern, die einerseits in der Produktion tätig sind, andererseits aber auch mit Aufgaben aus dem Kontroll-, Verwaltungs- und Vertriebsbereich betraut sind. Hier muss der Lohn in einen produktiven und einen unproduktiven Anteil aufgespalten werden. Der produktive Anteil wird bei den Fertigungslöhnen und der unproduktive Anteil bei den Gehältern verrechnet. Desgleichen verhält es sich bei mitarbeitenden Inhabern bzw. Geschäftsführern. Schwierig ist die Frage nach der prozentualen Verteilung. Sie kann durch eine spezielle interne Zeiterfassung erfolgen. Zeiterfassungen im innerbetrieblichen Geschehen sind ein nicht ganz einfaches Gebiet, insbesondere wenn dabei Auswertungen personenbezogen stattfinden. Die Arten der Zeiterfassung sind vielfältig, von der manuellen Zeiterfassung in Tages- oder Wochenarbeitsscheinen bis hin zu EDV-gestützten Zeiterfassungssystemen mittels Barcode. Sie sind alle unter folgenden Gesichtspunkten zu sehen:

1. Aufwand für Erfassung und Auswertung
2. Zuverlässigkeit der Erfassung
3. Psychologische Hemmnisse

Bei der Verwendung von Arbeitsscheinen zur Leistungsfestlegung bei leitenden Mitarbeitern bedarf es einer vernünftigen Erläuterung und Mitarbeiterführung, wenn die Zuverlässigkeit der Aufzeichnung und Akzeptanz gewährleistet sein soll. Nur wenn der Mitarbeiter die sachlichen Inhalte kennt und die Notwendigkeit der Aufzeichnung für die Preiskalku-

lation versteht, kann sich der betriebliche Erfolg einstellen. Eine andere Möglichkeit der zeitlichen Bewertung der produktiven und der unproduktiven Anteile kann der erwirtschaftete Umsatz (Monat, besser Jahr) des leitenden Mitarbeiters sein. Über diesen kann durch eine Rückkalkulation der Wert für den produktiven Bruttolohnansatz ermittelt werden.
Auf jeden Fall sollte bei allen Abteilungsleitern, Bereichsleitern und ihren Stellvertretern sowie mitarbeitenden Inhabern bzw. Geschäftsführern des Unternehmens, die sowohl mit produktiver Tätigkeit als auch produktionsfremden Aufgaben belastet sind, eine zuverlässige Aufspaltung des Bruttolohnes erfolgen.
Die Frage nach den produktiv tätigen Auszubildenden gestaltet sich äußerst schwierig. Einen Ansatz ihrer Ausbildungsvergütungen im Bereich der Fertigungslöhne hätte eine negative Verzerrung der Kalkulation zur Folge. Die Auszubildenden sind besser bei den Gehältern oder – wenn die Höhe ihrer Vergütung im Bereich von geringfügiger Beschäftigung liegt – bei den Gemeinkostenlöhnen aufgehoben. Der von Auszubildenden erwirtschaftete Umsatz sollte als Ausgleich für den Umsatzverlust bei den Ausbildern gesehen werden.

Gehälter

Hier werden alle Löhne der Mitarbeiter des Betriebes verbucht, die mit produktionsfremden Aufgaben betraut und nicht aufgrund der Höhe ihrer Bezüge in Gemeinkostenlöhnen zu buchen sind. Dies können Sekretärinnen, Fahrer und mitarbeitende Familienangehörige sein. Hier findet auch der produktionsfremde Lohnanteil leitender Angestellter und Unternehmer seinen Platz. Hier können auch wiederkehrende Zahlungen wie Urlaubs- und Weihnachtsgeld für die Mitarbeiter verbucht werden, wenn sie vertraglich erfolgsunabhängig gezahlt werden. Prämienzahlungen an Mitarbeiter aufgrund erfüllter Leistungsvorgaben sollten als Fertigungslöhne erfasst werden.

Gemeinkostenlöhne

Hier werden alle Lohnkosten für geringfügig Beschäftigte erfasst, die im Einzelnen die zulässige Höchstgrenze (Stand 01.01.2014 = 450 €) nicht überschreiten.

Sozialkostenzuschlag

Die gesetzlichen Sozialabgaben zur Kranken-, Renten-, Arbeitslosen- und Pflegeversicherung werden auf Basis der gezahlten Löhne und Gehälter unter Berücksichtigung der Beitragsbemessungsgrenze ermittelt und hier erfasst. Der Sozialversicherungsbeitrag für die Mitarbeiter wird je zur Hälfte vom Arbeitnehmer und vom Arbeitgeber, mit Ausnahme der Zuschläge für Kranken- und Pflegeversicherung, getragen. Gesetzlich versicherte Arbeitnehmer müssen zusätzlich zum Krankenkassenbeitrag einen Zuschlag für Zahnersatz (0,4 %) und für Krankengeld (0,5 %) zahlen. An diesen Mehrkosten zur Sozialversicherung von 0,9 % ist der Arbeitgeber nicht beteiligt (siehe S. 13). Außerdem müssen kinderlose Arbeitnehmer zwischen 23 und 64 Jahren einen um 0,25 % erhöhten Beitrag zur Pflegeversicherung leisten. Der Arbeitnehmeranteil wird vom Bruttoverdienst einbehalten und zusammen mit dem Arbeitgeberanteil monatlich abgeführt.[12]

Raumkosten

Miete

Die entgeltliche Überlassung einer Sache zum Gebrauch (§ 535 BGB) wird als Miete bezeichnet. Der Mieter ist verpflichtet, dem Vermieter ein Entgelt zu zahlen. Dieses Entgelt, die Mietkosten ohne Nebenkosten, wird hier erfasst.

[12] Schmolke/Deitermann, Industrielles Rechnungswesen, S. 175

Energie
Energiekosten sind Ausgaben für Strom, Gas und Wasser, welche durch den Geschäftsbetrieb anfallen oder für die Aufrechterhaltung der Produktion notwendig sind. Aufgrund der rasant steigenden Energiepreise sollte dieser Kostenpunkt besonders beobachtet werden, um durch einen eventuellen Wechsel des Anbieters einen nicht unerheblichen Betrag zu sparen.

Instandhaltung
Hierunter fallen alle Kosten für die Instandsetzung, Instandhaltung und Modernisierung der gemieteten Räumlichkeiten, soweit sie nicht vom Vermieter getragen werden. Das Gleiche gilt auch für eigengenutzte Räume im Besitz der Firma. Auch in diesem Fall werden alle notwendigen Kosten für die Instandhaltung hier gebucht.

Steuern/Gebühren/Beiträge/Zinsen

Hier werden die umsatz- und gewinnunabhängigen Steuern erfasst wie etwa die Grundsteuer oder die Kraftfahrzeugsteuer. Ferner finden hier Gebühren für Mitgliedschaften in Einkaufsgemeinschaften oder anderen ähnlich gelagerten Institutionen ihren Platz. Beiträge für Innungsmitgliedschaft, Berufsgenossenschaft oder die Initiative proDente e. V. werden hier erfasst, gleichermaßen die Sollzinsen für das Fremdkapital.

Fahrzeuge/Werbekosten/Reparaturen/GWG

Unter diese Positionen fallen Kosten für Firmenfahrzeuge wie Kraftstoff, Reinigung, Instandhaltung usw. oder Werbematerial wie Kugelschreiber, Blöcke, Feuerzeuge oder die Kosten für einen Hausprospekt sowie andere Werbebroschüren. Auch die Kosten für Fortbildungen des Unternehmers und seiner Mitarbeiter werden hier erfasst, wie auch die Kosten für eigene Werbe- und Fortbildungsveranstaltungen.

Sämtliche Kosten für Reparaturen, die für die Aufrechterhaltung des Betriebes und der Produktion notwendig sind, sind ebenfalls hier anzusetzen. Schließlich werden hier die Kosten der GWG (= geringwertige Güter) berücksichtigt, soweit sie noch nicht voll abgeschrieben sind.

Bürokosten/Porto/Telefon/Leasing/sonstige Kosten

Hierunter fallen sämtliche Kosten, die im Zusammenhang mit Bürobedarf und Rechnungslegung stehen, wie zum Beispiel Portokosten bzw. Kosten für Paket- und Kurierdienste, Telefonkosten (auch Mobiltelefone) sowie Leasingkosten, insbesondere für Fahrzeuge und Geräte sowie sonstige anfallende, aber noch nirgendwo verrechnete Kosten.

Kalkulatorische Kosten

Kalkulatorische Kosten werden auch Zusatzkosten oder Anderskosten genannt. Es handelt sich um aufwandslose Kosten, die in der Geschäftsbuchführung nicht erfasst werden, da mit ihnen keine Geldausgaben verbunden sind. Ein Verzicht auf den Ansatz von kalkulatorischen Kosten bedeutet gleichzeitig einen Verzicht auf einen Teil des Gegenwertes der Betriebsleistung. Kalkulatorische Kosten bezwecken eine höhere Genauigkeit und bessere Vergleichbarkeit innerhalb der Kostenrechnung. Von der Aufwandsseite her beeinflussen sie lediglich die einzelne Kalkulation und damit verbunden das Betriebsergebnis, nur bedingt aber das Gesamtergebnis der Unternehmung.

Anderskosten = Kalkulatorische Abschreibung

Zusatzkosten = Kalkulatorische Zinsen, kalkulatorischer
Unternehmerlohn, kalkulatorische Miete

Mit dem Ansatz der Anderskosten verfolgt die Kostenrechnung das Ziel, losgelöst von den Rechtsvorschriften des handelsrechtlichen Jahresabschlusses, den tatsächlichen Werteverzehr einer zeitlichen Periode (Jahr) zu ermitteln und zu verrechnen.

Mit dem Ansatz der Zusatzkosten wird eine vollständige Erfassung des gesamten betrieblichen Werteverzehrs angestrebt, der zwar vom Betrieb nicht gegen Entgeltzahlung erworben, wohl aber aus der Privatsphäre des Unternehmers in den Prozess der betrieblichen Leistungserstellung eingebracht wurde. Dieser betriebliche Werteverzehr resultiert nicht aus Auszahlung oder Aufwand, sondern aus entgangenen Einnahmen des Unternehmers aus alternativer Nutzung seines Eigenkapitals, seiner Arbeitskraft bzw. seiner zum Privatvermögen gehörenden Räume.[13]

Abschreibung allgemein

Die Gegenstände des Anlagevermögens sind dazu bestimmt, dem Unternehmen langfristig zu dienen. Ihre Nutzungs- bzw. Lebensdauer ist jedoch beschränkt. Der Wert der abnutzbaren Anlagegüter wird durch Nutzung und technischen Fortschritt ständig geringer. Bei der Abschreibung handelt es sich also um die buchmäßige Erfassung des Werteverzehrs eines Wirtschaftsgutes, verursacht durch die Nutzung im Betrieb. Im Steuerrecht wird Abschreibung als „Absetzung für Abnutzung" = AFA bezeichnet.

Die Wertminderung der Anlagegüter wird durch jährliche Abschreibung erfasst. Durch diese Abschreibungen werden die Anschaffungskosten eines Anlagegutes auf seine Nutzungsdauer verteilt.

[13] Wöhe, Einführung in die allgemeine Betriebswirtschaftslehre, S. 947

In der Kalkulation werden die Abschreibungen als Kosten eingesetzt. Durch die Verkaufserlöse fließen die einkalkulierten Abschreibungsbeträge in Form von liquiden Mitteln (Geld) zurück. Diese Mittel stehen nun dem Unternehmen für Ersatz- und Erweiterungsinvestitionen zur Verfügung. Das Unternehmen finanziert also selbst, das heißt aus eigener Kraft, die Neuanschaffungen. Die Abschreibung stellt daher ein bedeutendes Mittel der Selbstfinanzierung des Unternehmens dar.
Für die Berechnung des Abschreibungsbetrages gibt es zwei Methoden:
1. Lineare AFA
Hier erfolgt die Abschreibung vom Anschaffungs- oder Herstellungswert. Es gilt:

$$\text{Abschreibungsbetrag} = \frac{\text{Anschaffungswert}}{\text{Nutzungsdauer}}$$

Bei der linearen Abschreibung wird jedes Jahr derselbe Betrag abgeschrieben.

Beispiel:
Der Anschaffungswert eines Laborgerätes beträgt 10.000 €, die voraussichtliche Nutzungsdauer 5 Jahre.

$$\text{Abschreibungsbetrag} = \frac{10.000\text{ €}}{5\text{ Jahre}} = 2.000\text{ € / Jahr}$$

Die lineare AFA beträgt 2.000 € / Jahr innerhalb der nächsten 5 Jahre.

Sollte das Laborgerät nach Ablauf der 5 Jahre noch weiterhin im Betrieb genutzt werden, so wird es im fünften Jahr nur mit 1.999 € abgeschrieben und verbleibt mit 1€ als Erinnerungswert im Anlagekonto.

2. Degressive AFA

Die zeitliche Geltung der degressiven Abschreibung ist besonders verwirrend, weil diese immer mal wieder eingeführt und abgeschafft wurde. Historischer Überblick: Bis 2005 waren 20 Prozent degressive Abschreibung zulässig, 2006 und 2007 waren es 30 Prozent, 2008 wurde die degressive Abschreibung komplett abgeschafft. Für die Krisenjahre 2009 und 2010 wurde sie dann zeitlich begrenzt wieder eingeführt mit 25 Prozent Abschreibungssatz. Für Käufe ab 01. Januar 2011 wurde sie wieder abgeschafft (§7 Abs. 2 EStG).[14] Trotzdem soll an dieser Stelle kurz auf die degressive Abschreibung eingegangen werden.

Der Wertverlust eines Gegenstandes des Anlagevermögens ist in den ersten Jahren höher als in den darauffolgenden Jahren. Dieser Tatsache trägt die degressive Abschreibungsmethode Rechnung, da bei ihr in den ersten Nutzungsjahren die Abschreibungsbeträge höher sind als bei linearer Abschreibung. Bei der degressiven Abschreibung wird die Abschreibung nur im ersten Nutzungsjahr vom Anschaffungswert vorgenommen, in den folgenden Jahren dagegen vom jeweiligen Buch- oder Restwert.

Beispiel:

Der Anschaffungswert eines Laborgerätes beträgt 10.000 €, die voraussichtliche Nutzungsdauer 8 Jahre.

1.Jahr

10.000 EU - 20% = 2.000 € AFA-Quote, Restbuchwert 8.000 €

2.Jahr

8.000 € - 20% = 1.600 € AFA-Quote, Restbuchwert 6.400 €

[14] www.gesierich.de/blog/2012/01/04/welche-abschreibungsregeln-gelten-2012/

3.Jahr
6.400 € - 20% = 1.280 € AFA-Quote, Restbuchwert 5.120 €

4.Jahr
5.120 €U - 20% = 1.024 € AFA-Quote, Restbuchwert 4.096 €

Bei der degressiven Abschreibung wird der Nullwert des Anlagegutes nach Ablauf der Nutzungsdauer nie erreicht. Um die Vorteile der hohen AFA-Quoten in den ersten Jahren bei der degressiven Abschreibung auszuschöpfen und die Nachteile der niedrigen AFA-Quote bei fortschreitendem Ablauf der Nutzungsdauer zu vermeiden, gestattete der Gesetzgeber einen Wechsel von der degressiven auf die lineare Abschreibung, wobei der Unternehmer den Zeitpunkt des Wechsels selbst bestimmen konnte. Ein Wechsel von der linearen zur degressiven Abschreibungswert war dagegen nicht erlaubt.

Beispiel:
Der Anschaffungswert eines Laborgerätes beträgt 10.000 €, die voraussichtliche Nutzungsdauer 8 Jahre.

1.Jahr
10.000 € - 20% = 2.000 € AFA-Quote, Restbuchwert 8.000 €

2.Jahr
8.000 € - 20% = 1.600 € AFA-Quote, Restbuchwert 6.400 €

3.Jahr
6.400 € - 20% = 1.280 € AFA-Quote, Restbuchwert 5.120 €

$$\frac{\text{Restbuchwert}}{\text{Restnutzungsdauer}} = \frac{5.120\ €}{5\ \text{Jahre}} = 1.024\ €\ /\ \text{Jahr}$$

Ab dem 4. Jahr werden jährlich 1.024 € linear abgeschrieben. Zumeist erfolgte ein Wechsel von der degressiven Abschreibung zur linearen Abschreibung, wenn die degressiven AFA-Quoten gleich oder geringer waren als die linearen AFA-Quoten.

Beispiel:
4.Jahr
5.120 € - 20% = 1.024 € AFA-Quote, Restbuchwert 4.096 €

5. Jahr
4.096 € - 20% = 819,20 € AFA-Quote, Restbuchwert 3.276,80 €

Ab dem vierten Jahr ist die degressive Quote identisch mit der linearen Quote. Ab dem fünften Jahr ist die degressive Quote geringer als die lineare Quote. Der Wechsel von der degressiven Abschreibung zur linearen Abschreibung nach dem dritten Jahr war hier sinnvoll.

Kalkulatorische Abschreibung

Die steuerlichen Abschreibungen auf das Anlagevermögen schlagen als Aufwand in der Gesamterfolgsrechnung der Geschäftsbuchführung zu Buche und beeinflussen damit das Jahresergebnis des Betriebes sowie die Bilanz. Die bilanzmäßigen oder buchhalterischen Anlageabschreibungen richten sich in ihrer Höhe ausschließlich nach steuerrechtlichen und gewinnpolitischen Gesichtspunkten und weniger nach dem tatsächlichen Werteverzehr der Anlagen. Daher ist es notwendig, die steuerlichen Abschreibungen als Kosten in der Kalkulation auszuscheiden und an deren Stelle kalkulatorische Abschreibungen in Ansatz zu bringen.

Kalkulatorische Abschreibungen stellen Kosten dar, die die tatsächliche Wertminderung der Anlagen erfassen und somit der tatsächlichen Abnutzung der Gegenstände entsprechen. Gründe für den unterschiedlichen Wertansatz von bilanzmäßigen und kalkulatorischen Abschreibungen ergeben sich wie folgt:

- Die steuerliche Abschreibung erfasst alle Wirtschaftsgüter des Anlagevermögens gleichmäßig, unabhängig von ihrer Lebensdauer und davon, ob sie dem eigentlichen Betriebszweck dienen oder nicht. Kalkulatorisch abgeschrieben werden nur Anlagegüter, die betriebsnotwendig sind. Als betriebsnotwendig gelten alle Anlagen, die laufend dem Betriebszweck und der Leistungsherstellung dienen. Stillgelegte und sonstige Anlagegüter werden, mit Ausnahme von Reserveanlagen, bei der Ermittlung der kalkulatorischen Abschreibungen nicht berücksichtigt.

- Grundlage der Bilanzabschreibungen sind die Anschaffungs- oder Herstellungskosten des Anlagegutes. Die Abschreibung wird auf die geschätzte Nutzungsdauer verteilt und dient damit lediglich der nominellen Kapitalerhaltung. Kalkulatorische Abschreibungen werden dagegen auf Grundlage der tatsächlichen Nutzungsdauer und der gestiegenen Wiederbeschaffungskosten berechnet. Dadurch ist eine substanzielle Kapitalerhaltung möglich. Der Betrieb soll in die Lage versetzt werden, über die in den Erlösen des Verkaufspreises der hergestellten Arbeiten zurückgeflossenen Abschreibungsbeträge neue Geräte zu beschaffen.

Beispiel:
Ein Gussgerät wird für 10.000 € angeschafft. Steuerlich wird das Gussgerät in 5 Jahren abgeschrieben. Kalkulatorisch ist eine Lebensdauer von 10 Jahren zu erreichen, der Teuerungsindex beträgt 2,5 % pro Jahr.
Die steuerliche Abschreibung würde in diesem Fall
10.000 € : 5 Jahre = 2.000 € pro Jahr betragen (5 Jahre lang).
Die kalkulatorische Abschreibung ergibt sich aus
Anschaffungspreis x Teuerung = Wiederbeschaffungswert.
10.000 € x 125 % : 100 % = 12.500 €
Wiederbeschaffungswert : kalkulatorische Lebensdauer = kalkulatorische Abschreibung
12.500 € : 10 Jahre = 1.250 € pro Jahr (10 Jahre lang).

Das Anlagegut wird in der Geschäftsbuchführung bilanzmäßig nur bis zum Erinnerungswert von 1,- € abgeschrieben. Kalkulatorische Abschreibungen werden dagegen so lange fortgesetzt, wie das betreffende Anlagegut noch im Betrieb verwendet wird, also unabhängig davon, ob es bilanziell bereits abgeschrieben ist oder nicht.

Kalkulatorische Zinsen
Die für das Fremdkapital gezahlten Zinsen werden in der Geschäftsbuchführung als Aufwand erfasst und finden direkten Eingang in die Jahresgemeinkostensumme. Für das im Betrieb investierte Eigenkapital ist eine kalkulatorische Verzinsung in Ansatz zu bringen, da der Markt im Erlös auch eine Verzinsung für das Eigenkapital vergüten muss. Anderenfalls wäre es zweckmäßiger, das Eigenkapital in einer anderen Verwendungsart zinsbringend anzulegen. Bei der Berechnung der Eigenkapitalverzinsung werden die Konditionen der optimalen Alternativanlage zu Grunde gelegt.

Für kalkulatorische Zwecke kann die Verzinsung des in den Betrieb investierten Kapitals auch in der Gesamtheit erfasst werden. Hierbei scheidet man die Zinsaufwendungen für das Fremdkapital in der Gemeinkostenrechnung aus und bringt eine kalkulatorische Verzinsung für das gesamte Betriebsvermögen in Ansatz.

Beispiel:

Betriebsnotwendiges Anlagevermögen (Maschinen, Betriebsgebäude u. a.)	250.000 €
+ Betriebsnotwendiges Umlaufvermögen (z. B. Material, Forderungen, Zahlungsmittel)	200.000 €
= Betriebsnotwendiges Vermögen	450.000 €

Berechnung der kalkulatorischen Zinsen:
10% von 450.000 € = 45.000 €
45.000 € : 12 Monate = 3.750 € monatliche kalkulatorische Zinsen.

Die Höhe der Verzinsung richtet sich nach dem Kalkulationszinsfuß, das heißt, die Verzinsung entspricht den Konditionen der günstigsten Fremdkapitalbeschaffung bzw. den Konditionen der optimalen Alternativanlage.

Kalkulatorische Miete

Wenn ein Einzelunternehmer oder ein Personengesellschafter private Räume für betriebliche Zwecke unentgeltlich zur Verfügung stellt, sollte in der Kosten- und Leistungsrechnung eine kalkulatorische Miete in Ansatz gebracht werden, da im Falle anderweitiger Verwendung der Räumlichkeiten Mieterträge erzielt werden können. Berechnungsgrundlage ist die ortsübliche Miete pro Quadratmeter für vergleichbare Objekte.

Kalkulatorischer Unternehmerlohn

In Kapitalgesellschaften (GmbH, AG) beziehen die leitenden Personen (Geschäftsführer, Unternehmer, Vorstand) Gehälter, die als Kosten im Personalbereich dieser Unternehmensform eingehen.

Dieser Lohn wird in Ansatz gebracht für die gesamte Arbeit im Unternehmen.

Er zerfällt in einen direkt errechenbaren oder „produktiven" und in einen nicht direkt errechenbaren oder „unproduktiven" Anteil. Der produktive Anteil des Meisterlohnes, der für die unmittelbare Arbeit am Stück anfällt, wird mit dem üblichen Stundenlohn als Einzelkosten (Lohnkosten) verrechnet. Der unproduktive Anteil des Unternehmerlohnes findet Eingang in die Jahresgemeinkostensumme im Bereich Gehälter. Er wird in Ansatz gebracht für die überwachende, disponierende und verwaltende Tätigkeit des Betriebsinhabers.
In Einzelunternehmungen und Personengesellschaften (OHG, KG, GbR) dagegen erhalten die mitarbeitenden Inhaber oder Gesellschafter keine Gehälter, sondern der Jahresgewinn wird unter Berücksichtigung von Einlagen und Entnahmen als Einkommen angesehen.

In der Kalkulation kann die Leistung des Betriebsinhabers jedoch nicht nur mit dem Gewinn abgegolten werden. Ein angemessener Gewinn kann nämlich nur dann erzielt werden, wenn zuvor für die Arbeitskraft des Unternehmers ein entsprechender Betrag als Kosten (Lohn) angesetzt und in der Preiskalkulation berücksichtigt wurde.[15] Wenn der kalkulatorische Meisterlohn nicht als Posten in der Kalkulation verrechnet wird, bedeutet das nichts anderes, als dass der Betriebsinhaber einen Teil seiner Arbeit verschenkt.

[15] Schmolke/Deitermann, Industrielles Rechnungswesen, S. 373

Das Entgelt für die Arbeitsleistung der Betriebsführung (Einzelunternehmer oder geschäftsführende Gesellschafter von Personengesellschaften) muss als Kostenfaktor in die Selbstkosten eingerechnet werden, wenn diese nicht zu niedrig sein sollen. Der kalkulatorische Unternehmerlohn richtet sich in seiner Gesamthöhe mindestens nach dem Gehalt, das für einen Betriebsleiter mit der gleichen Aufgabe bezahlt werden müsste. Für mithelfende Familienmitglieder, die keine direkte Entlohnung erhalten, ist ebenfalls ein kalkulatorisches Entgelt in Ansatz zu bringen.

Liegt das Gehalt eines Unternehmers einer Kapitalgesellschaft deutlich unter dem für diese Position üblichen Entgelt, sollte die Differenz im Bereich des kalkulatorischen Unternehmerlohns in Ansatz gebracht werden, um diesen Unterschied über die Gewinnerhöhung auszugleichen.

Anmerkung:
Kalkulatorische Zinsen, kalkulatorische Miete und kalkulatorischer Unternehmerlohn sind Zusatzkosten und beruhen auf entgangenen Erträgen aus dem Einsatz unternehmereigener Faktoren (Eigenkapital, Räume, Arbeitskraft). Diesen Zusatzkosten steht kein Aufwand gegenüber. Kalkulatorische Abschreibungen stellen dagegen Anderskosten dar, weil ihnen ein Aufwand in anderer Höhe (steuerliche Abschreibung) gegenübersteht.

Die Kosten der Arbeit sollten in einem ausgewogenen Verhältnis zu den Erlösen (Leistungen) stehen, wobei der Qualität der Leistungen eine entscheidende Rolle zugesprochen werden muss. Auch notwendige Investitionen in Geräte, Maschinen oder neue Techniken sind zu berücksichtigen. Besonders bei vorgegebenen Preisen für die Leistungen muss auf eine Stimmigkeit zwischen Kosten und Leistungsanfor-

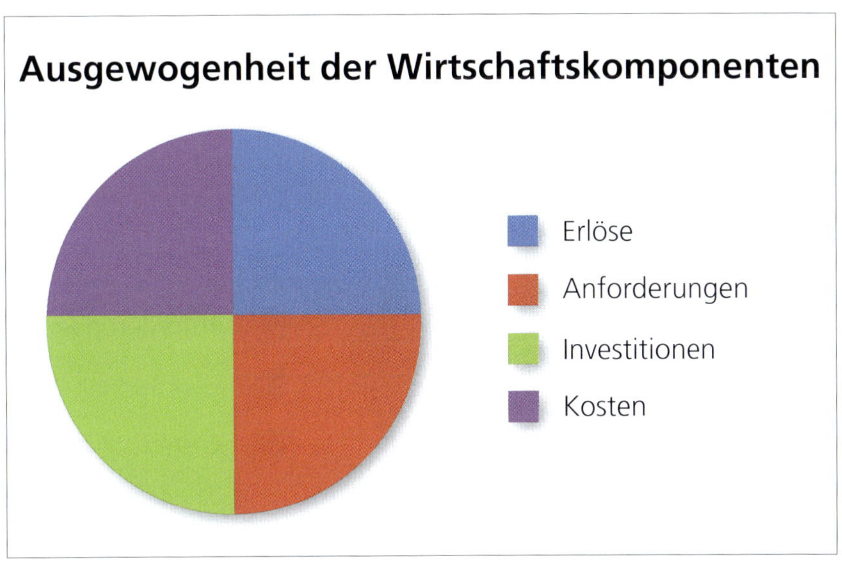

derung, also Qualität geachtet werden. Der erzielte Preis gibt den Rahmen für die Tätigkeit vor, wobei sich die zahntechnischen Unternehmen idealerweise in einem Kreis bewegen sollten.

Veränderungen, besonders im Kosten- und Anforderungsbereich, gehen in diesem Gefüge immer zulasten der Erlöse und somit auch zulasten neuer Investitionen. Wenn die Leistungsanforderungen innerhalb festgelegter Preise immer weiter erhöht werden und dabei die Kosten weiter steigen, wird der Raum für Erlöse bzw. Gewinn immer kleiner. Fehlender Gewinn ist dann auch die Ursache für ausbleibende Investitionen. Für einen begrenzten Preis kann auch nur eine festgeschriebene Leistung erbracht werden (s. Grafiken S. 19 u. 20). Alles, was außerhalb dieser Leistungsvorgabe steht, muss gesondert berücksichtigt werden, wobei die Kosten des Betriebes eine entscheidende Rolle spielen. Jede Leistungsveränderung muss auf ihre Kostenentwicklung im betriebsspezifischen Bereich hin überprüft werden.

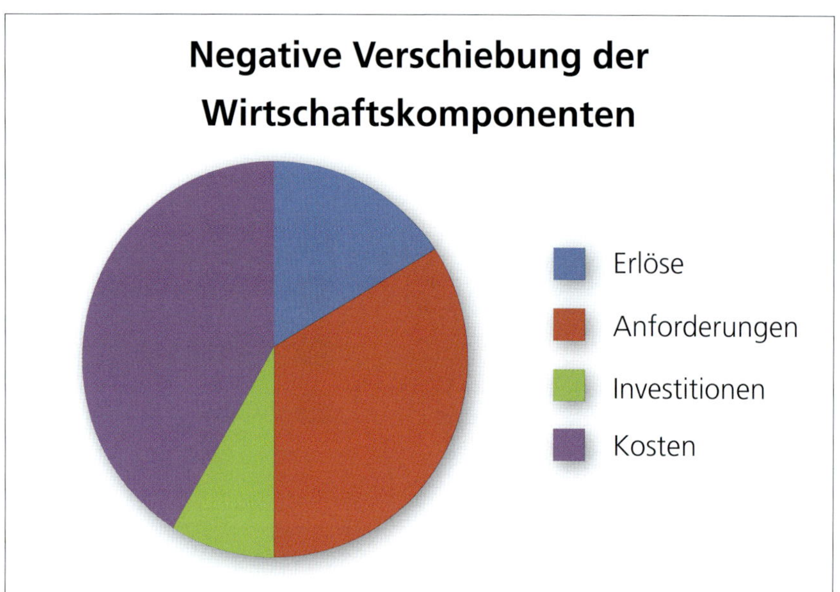

Die Erfassung und Verrechnung der Kosten geschieht durch die Daten der Buchführung beim Monats- bzw. Jahresabschluss. Wenn die Zahlen nicht selbst ermittelt werden, kann dies auch durch den Steuerberater bei der laufenden Bearbeitung der Buchführungsdaten geschehen.

Dadurch wird die Transparenz für das Erkennen der Kosten geschaffen. Dies ist Voraussetzung für die Einbeziehung der Kosten in die betrieblichen Planungen und somit für den Erfolg des Betriebes. Die Kosten des Betriebes sollen nicht nur ermittelt, sondern auch beeinflusst, das heißt nach Möglichkeit auch gesenkt werden. Durch die Kontrolle der Kosten in festgelegten Intervallen können Maßnahmen zur Kostensenkung ergriffen und der Erfolg oder Misserfolg dieser Maßnahmen überprüft werden.

Die Zahntechnik nimmt sicherlich eine Sonderstellung bezüglich der Abrechnung ihrer Leistungen im Handwerk ein: Einerseits gibt es die verordnete Höchstpreisliste oder Festzuschüsse, andererseits die frei zu kalkulierenden Privatleistungen. Ferner steht die Rückkalkulation vorgegebener Preise der Vorkalkulation der Privatpreisliste sowie der für beide Bereiche notwendigen Nachkalkulation gegenüber. Die Rückkalkulation ist sicherlich der schwierigste Teil, da hier zwangsläufig die Kosten den Preisen angepasst werden müssen. Diese Sonderstellung im Handwerk lässt sicher die Frage nach dem hohen zeitlichen Aufwand für die Kostenrechnung aufkommen. Natürlich ist es am Anfang schwer und zeitaufwändig, sich mit der Kalkulation und Kostenrechnung im Zahntechniker-Handwerk zu beschäftigen. Wenn aber erst einmal die Grundregeln in diesem Bereich des Handwerks verstanden und verinnerlicht sind, lässt sich der zeitliche Aufwand hierfür planen und einteilen. Wenn das Gerüst für eine betriebsspezifische Preisliste erst einmal steht, ist der Zeitaufwand für die Aktualisierung überschaubar, insbesondere beim Einsatz spezieller hierfür entwickelter Software. Grundlagen erlernen und erstellen verbraucht den größten Teil der Zeit, nicht das Anwenden des Wissens.

Der Kostenabrechnungsbogen gibt eine genaue Übersicht, welche Kosten uns im Betriebsablauf entstehen und wo sie anfallen. Der Kostenabrechnungsbogen auf der nächsten Seite soll dem Betrachter noch einmal einen Überblick über die Kostenstruktur im Zahntechniker-Handwerk geben. Dies ist keine starre Struktur sondern kann betriebsspezifisch verfeinert werden, um eventuell noch mehr Kostentransparenz und Sicherheit im Umgang mit den betrieblichen Kosten für den einzelnen Unternehmer zu ermöglichen. Den notwendigen Anforderungen für eine betriebsspezifische Kosten- und Leistungsrechnung entspricht er auf jeden Fall.

Kostenabrechnungsbogen

NAME: DATUM:

KOSTENARTEN / Kostenstellen	%	€
1. Materialkosten		
Verbrauchsmaterial	5,46	
Verkaufsmaterial	14,77	
2. Personalkosten		
Fertigungslöhne	27,76	
Gehälter	14,82	
Gemeinkostenlöhne	2.30	
Sozialkostenzuschlag	7,27	
3. Raumkosten		
Miete	2,46	
Energie	1,26	
Instandhaltung	0,19	
4. Kalkulatorische Kosten		
Kalkulatorische Abschreibung	3,92	
Kalkulatorische Zinsen	0,15	
Kalkulatorische Miete	0,00	
Kalkulatorischer Unternehmerlohn	8,84	
5. Steuern/Gebühren/Beiträge/Zinsen	0,96	
6. Fahrzeuge/Werbekosten/ Reparaturen/GWG	5,21	
7. Bürokosten/Porto/Telefon/ Leasing/sonstige Kosten	4,64	
Summe Kosten	**100,00**	

Unternehmenszahlen analysieren

Kostenträgerrechnung

„Wer hat die Kosten zu tragen?"

Die Kostenträgerrechnung hat die Aufgabe innerhalb der Kalkulation, die Kostenstellen den einzelnen Bereichen für die Ermittlung der Herstell- und Selbstkosten zuzuordnen. Eine richtige Verrechnung der Kosten ist nur möglich, wenn die entsprechenden Vorkehrungen (Buchführung, Gewinn- und Verlustrechnung, Jahresabschluss) für das richtige Erkennen und Erfassen der Kosten getroffen worden sind. Wie soll jemand seine Kosten richtig verrechnen können, wenn er sie weder richtig erkannt noch richtig erfasst hat? Somit ist die Kostenträgerrechnung ein wesentlicher Teil der Preiskalkulation!

Die Kostenträgerrechnung ist die Grundlage für die Planung und Kontrolle des Betriebserfolges durch Bestimmung der Selbstkosten der zu erbringenden und der erbrachten Leistungen. Sofern ein Betrieb von sich aus einen Einfluss auf den Preis nehmen kann, ist die Kostenträgerrechnung die Grundlage für die Kalkulation des Angebotspreises, im Zahntechniker-Handwerk also für die Ermittlung der Preise für die einzelnen BEB-Positionen. Bei vorgegebenen Preisen beschränkt sich die Kostenträgerrechnung auf die Ermittlung der Preisuntergrenze einer Leistungsposition der BEL-Liste, das heißt auf die Feststellung, welcher Preis gerade noch die Gesamtkosten des Betriebes deckt.

Preispolitik

Preis = Geldsumme, die ein Käufer für eine Ware oder für eine Leistung im wirtschaftlichen Leben bezahlen muss.

Der Preis eines Produktes hängt primär von den Preisvorstellungen des Anbieters und der potenzieller Nachfrager ab. Stimmen diese überein, so steht der Preis fest. Diese Idealvorstellung der Preisbildung ist aber nur noch selten zu beobachten und wir würden dann von einem vollkommenen Markt sprechen. In der wirtschaftlichen Realität unseres Handwerks liegen jedoch meistens unvollkommene Märkte vor. Auf diesen setzen die Anbieter ihre Preisforderungen fest, die der Kunde ablehnen, annehmen oder durch Verhandlungen (Forderung) zu reduzieren versuchen kann. Wegen der Unvollkommenheit des Marktes für Zahnersatz kann es vorkommen, dass die Preise für ein angeblich qualitativ gleichwertiges Produkt, etwa eine Krone, erheblich voneinander abweichen.[16]

Die Preisuntergrenze gibt den Verkaufspreis an, den ein zahntechnisches Unternehmen für sein Erzeugnis fordern muss, um kurzfristig oder langfristig zu bestehen. In wirtschaftlich schlechten Zeiten, die durch stärkere Umsatzeinbußen gekennzeichnet sind, wird die Unternehmensleitung eventuell gezwungen sein die Verkaufspreise zu senken, um den Umsatzrückgang aufzuhalten. Sie muss dann aber wissen, in welchem Ausmaß die Preissenkung vorgenommen werden kann, ohne Verluste zu erleiden.[17]

Wo sich die meisten Anbieter und Nachfrager in ihren Produkt- und Preisvorstellungen treffen, bildet sich der sogenannte Marktpreis. Im Zahntechniker-Handwerk spaltet sich der Marktpreis in zwei unterschiedliche Bereiche bzw. Abrechnungslisten auf.

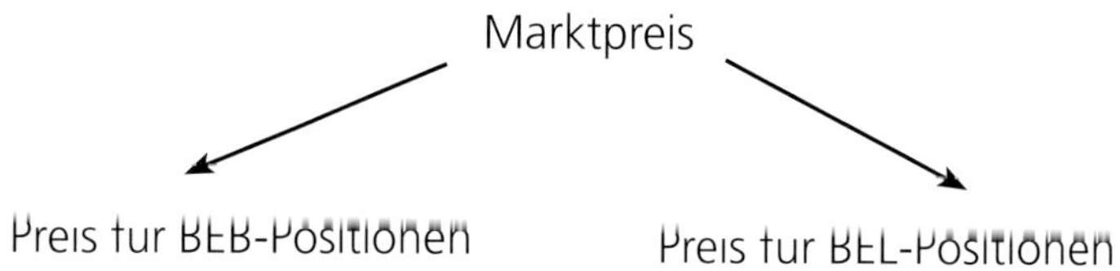

[16] Thommen/Achleitner, Allgemeine Betriebswirtschaftslehre, S. 120, 121

[17] Schmolke/Deitermann, Industrielles Rechnungswesen, S. 473

Der Marktpreis ist für den Zahntechnikermeister/Unternehmer der Preis, den er für seine erbrachte Leistung, im Vergleich mit seinen Mitbewerbern, erzielen kann. Zum einen handelt es sich der bei der BEL-Liste um die für alle Mitbewerber mit den Krankenkassen ausgehandelte Höchstpreisliste. Die hier festgesetzten Preise dürfen bei der Abrechnung zahntechnischer Leistungen gegenüber Kassenpatienten nicht überschritten werden, sollen aber trotzdem kostendeckend und gewinnorientiert sein. Zum anderen gibt es die BEB-Liste für die Abrechnung von Privatleistungen. Hier kann der Preis, allerdings unter der Maßgabe, dass die Auftraggeber diesen Preis uneingeschränkt akzeptieren, frei kalkuliert werden.
Der kalkulierte betriebliche Preis ist der Preis, den ein zahntechnischer Betrieb für seine Leistungserstellung erzielen muss, um seine Kosten decken zu können und darüber hinaus einen angemessenen Gewinn und somit ein angemessenes Einkommen zu erreichen. Um diesen angemessenen betrieblichen Preis festzusetzen bzw. zu ermitteln, ist eine genaue Kalkulation und Kostenrechnung für den Unternehmer im Zahntechniker-Handwerk unabdingbar. Die Kosten müssen so ausgerichtet sein, dass die betriebliche Kalkulation sich am Marktpreis orientiert oder das zahntechnische Produkt durch eine qualitativ höherwertige Ausführung einen höheren Marktpreis rechtfertigen und erzielen kann. Andernfalls würde sich der Gewinn und somit das Einkommen des Unternehmers verringern, was letztlich zu Lasten des Betriebes gehen würde.

Zeitstudie – Bemessung

Neben der Kostenstruktur des Betriebes ist die Zeit, die für die Anfertigung eines Werkstückes benötigt wird, der zweite große Baustein der Kalkulation. Nur die genaue Ermittlung der benötigten Arbeitszeit in Verbindung mit einer exakten Kostenstruktur lässt eine genaue Preiskalkulation zu.

Die Ursprünge der Zeitstudie liegen im Scientific Management nach Frederick Taylor, der die weltweite Rationalisierungsbewegung in der Industrie auslöste, die bis heute nicht abgeschlossen ist und deren produktivitätssteigernde Wirkung trotz aller negativen Effekte nicht bestritten werden kann.[18]
Mit der Arbeitszeitmessung bzw. mit Arbeitszeitstudien haben sich besonders REFA-Fachleute beschäftigt.

REFA ist die Abkürzung für den 1924 gegründeten Reichsausschuss für Arbeitszeitermittlung. Von 1936 bis 1948 hieß er Reichsausschuss für Arbeitsstudien, 1948 wurde er umbenannt in Verband für Arbeitsstudien, REFA e. V., mit Sitz in Darmstadt.

Der Verband wird von Arbeitgebern und Gewerkschaften unterstützt. Seine Aufgabe ist die Förderung der Grundlagenforschung und die Ausbildung von Fachleuten auf dem Gebiet der Arbeitsstudien.

REFA-Studien dienen in der Zahntechnik zur Ermittlung von Vorgabezeiten. Die Vorgabezeit entspricht der Sollarbeitszeit bei Normalleistung. Zur Ermittlung der Vorgabezeit müssen exakte Zeitmessungen (Zeitstudien) durchgeführt werden. Als Normalleistung (normales Arbeitstempo) wird die REFA-Normalleistung zugrunde gelegt.

REFA-Normalleistungsdefinition

Unter REFA-Normalleistung wird eine Bewegungsausführung verstanden, die dem Beobachter hinsichtlich der Einzelbewegungen, der Bewegungsabfolge und ihrer Koordinierung besonders harmonisch, natürlich und ausgeglichen erscheint. Sie kann erfahrungsgemäß von jedem in erforderlichem Maße geeigneten, geübten und voll eingear-

[18] Thommen/Achleitner, Allgemeine Betriebswirtschaftslehre, S. 744

beiteten Arbeiter auf Dauer und im Mittel der Schicht erbracht werden, sofern er für persönliche Bedürfnisse und gegebenenfalls auch für Erholung vorgegebene Zeiten einhält und eine freie Entfaltung seiner Fähigkeiten nicht behindert wird. Für die Ermittlung von Vorgabezeiten wurde von REFA ein Standardprogramm mit folgenden Hauptschritten entwickelt:

1. Festlegen des Verwendungszweckes der Zeitaufnahme. Der Verwendungszweck bestimmt entscheidend die anzuwendende Sorgfalt und Genauigkeit bei der nachfolgenden Studie.
2. Beschreibung der zu messenden Arbeit: Es wird eine so genaue Beschreibung des Arbeitssystems gemacht, dass ein ausgebildeter Arbeitsorganisator vergleichbare Arbeitsbedingungen wieder herstellen könnte. Die durchzuführende Arbeitsaufgabe, das Arbeitsverfahren und die verwendete Arbeitsmethode sind unter Verwendung des oben genannten Gliederungsschemas genau anzugeben. Weiter wird festgestellt, welche Tätigkeiten zur Arbeit gehören und in welche Arbeitsschritte der Ablauf gegliedert werden kann.
3. Zeitaufnahme durchführen: Der Ablauf wird in Ablaufabschnitte gegliedert und diese beschreiben. *Messpunkte* werden festgelegt, welche den Anfang und das Ende der Ablaufabschnitte angeben. Bezugsmengen und Einflussgrößen werden erfasst. Die gemessenen Ist-Zeiten werden im REFA-Zeitaufnahmebogen in Form eines Protokolls dokumentiert und anschließend ausgewertet.
4. Leistungsgradbeurteilung: Schon während der Aufnahme wird die gemessene Leistung einer Bezugsleistung, der sogenannten REFA-Normalleistung, gegenübergestellt. Diese ist dadurch charakterisiert, dass sie von jedem geübten und voll eingearbeiteten Beschäftigten auf Dauer und als Durchschnittsleistung einer Schichtzeit erbracht werden kann, und dient dazu, die Sollzeit für eine Arbeitsdurchführung zu bestimmen.

5. Statistische Auswertung der ermittelten Zeiten auf Gültigkeit. Da die bei einer Zeitaufnahme gemessenen Zeiten immer streuen, wird das Ausmaß der Streuung bestimmt. Überschreitet es einen vorgegebenen Wert, müssen entweder noch mehr Zeiten erfasst werden oder es muss durch Arbeitsgestaltung ein Arbeitsablauf erreicht werden, der stabiler ist.
6. Errechnung der Sollzeiten für die Ablaufabschnitte und Summierung zur Grundzeit für den Arbeitsablauf einer Einheit.
7. Soweit nötig: Bestimmung von Erholzeiten.
8. Ermittlung der Verteilzeiten: Da die Dauer der Verteilzeiten von persönlichen Bedürfnissen oder Maschinenstörungen abhängig ist, werden sie mithilfe einer Verteilzeitaufnahme ermittelt oder anhand statistischer Methoden, wie zum Beispiel Multimomentaufnahmen, geschätzt. Viele Tarifverträge beinhalten pauschale Werte für anzusetzende persönliche und sachliche Verteilzeiten. In solchen Fällen sind sie verhandelt.
9. Bestimmung eventuell notwendiger sonstiger Zeitzuschläge.
10. Berechnung der Vorgabezeit als Zeit je Einheit: Die Grund-, Erholungs- und Verteilzeiten, bezogen auf eine Einheit, werden addiert.[19]

Vorteile:

- Informationsgenauigkeit statistisch abgesichert
- Objektivität der ermittelten Information

Nachteile:

- Geistige Tätigkeiten können nicht beobachtet werden
- Hoher Aufwand für Aufnahme und Auswertung
- Mitarbeiter sind direkter Fremdbeobachtung ausgesetzt

[19] REFA Verband für Arbeitsstudien und Betriebsorganisation e. V. (Hrsg.): Methodenlehre des Arbeitsstudiums – Teil 2, Datenermittlung, S. 81

Für die BEB Zahntechnik® wurden aufwändige Arbeitszeitstudien erstellt. Die neuen Planzeiten sind aus REFA-reglementierten Zeitmessungen unter Berücksichtigung und Verwendung arbeitswissenschafltlicher Methoden entstanden und geben somit eine hohe forensische Sicherheit. Besonders zu beachten ist dabei jedoch, dass es sich um Durchschnittszeitwerte handelt. Diese Zeiten können als kalkulationsrelevante Zeitangaben für die Privatpreisliste der einzelnen Betriebe angesehen werden, sind aber sicherlich durch eigene Zeitmessungen noch zu überprüfen und gegebenenfalls zu ändern.
Die Arbeitszeitstudie ist ein Verfahren für die Bestimmung des Zeitaufwandes für einen Arbeitsvorgang. Gemessen wird die Tätigkeits- bzw. Ausführungszeit, das heißt die Ist-Zeit für die Erarbeitung bzw. Erstellung eines Werkstückes. Eine Verteilzeit für auftragsbedingte und persönliche Unterbrechungen wird der Ist-Zeit zugeschlagen.

Arbeitszeitgliederung

Es ergibt sich folgende Arbeitszeitgliederung:
Anwesenheit des Arbeitnehmers (Gesamtzeit):
Gesamtzeit - Verteilzeit = Tätigkeitszeit

Verteilzeit:

- persönliche Verteilzeit 10 %
  (z. B. Gespräche mit Kollegen, kurze Erholungszeiten usw.)
- auftragsbedingte Verteilzeit 15 %
  (Rüstzeit, Besprechung der Arbeit mit Vorgesetzten, Kontrolle der Arbeit durch Vorgesetzte usw.)

Beispiel: Für die Herstellung eines einfachen Modells wurde eine Tätigkeitszeit (Ist-Zeit) von 8 Min. gemessen. Für die Bemessung der Gesamtzeit zur Herstellung ergibt sich folgende Rechnung:

$$\frac{8\ \text{Min.} \quad \times \quad 125\ \%}{100\ \%} = 10\ \text{Min.}$$

Für die Herstellung des Modells kann somit eine Gesamtzeit von 10 Min. veranschlagt werden.

Kalkulationsarten

Es gibt mehrere Möglichkeiten einen Preis festzulegen bzw. zu kalkulieren. Zum einen besteht die Möglichkeit der Kalkulation durch Preisschätzung, eine vielfach in der Zahntechnik praktizierte Methode der Preisfindung. Dies läuft nach dem Motto: „Wenn Andere zu diesem Preis anbieten können, kann ich es auch." Preisschätzen ist keine einwandfreie Kalkulation, weil hier die wahren Kosten des Betriebes nicht richtig erkannt werden und somit auch keine betriebsgenaue Bewertung erfahren. Bei einer oberflächlichen und gefühlsmäßigen Schätzung seiner Preise fehlt dem Unternehmer jegliche Kalkulationsgrundlage, Enttäuschungen sind vorprogrammiert.

Eine andere Möglichkeit ist die Übernahme von Kalkulationshilfen. Das können Preislisten eines Mitbewerbers oder branchenübliche standardisierte Zuschläge sein. Die Übernahme von Standardzuschlagsätzen führt allerdings immer wieder zu einer verfälschten Kalkulation für den eigenen Betrieb und wirkt sich oft negativ aus, da sie nicht mit den wirklichen im Betrieb erbrachten Zahlen übereinstimmt. Die Übernahme von Kalkulationshilfen ist nur in der anfänglichen Entwicklungsphase eines Betriebes sinnvoll, wenn noch keine genauen Zahlen über die wirkliche Kostensituation des Betriebes vorliegen.

Viele Wege führen ans Ziel. Doch welcher Weg ist der richtige? Der bequemste Weg ist nicht immer der beste und der schwerste Weg nicht immer der richtige. Es kommt auf die Möglichkeiten und Fähigkeiten des einzelnen Betriebes an, um den vernünftigsten Weg für sich zu finden. Erst im sicheren Wissen um die jeweiligen Stärken und Schwächen kann eine Entscheidung darüber getroffen werden, welche Kalkulationsart die richtige ist. Auch hier gibt es viele Ansätze und es ist zu prüfen, welcher Ansatz der richtige für den Betrieb und dessen Arbeit bzw. das Handwerk ist. Die nachfolgende kurze Betrachtung der Kalkulationssysteme soll die vorhandenen Vor- und Nachteile und Ausrichtungen der einzelnen Systeme beschreiben und eine Entscheidungsgrundlage liefern.

Divisionskalkulation

Die Divisionskalkulation findet Anwendung in Unternehmen, die ein einheitliches Produkt (sprich Massenfertigung) herstellen. Hier werden die Gesamtkosten (K) eines Zeitraumes durch die in diesem Zeitraum produzierte Menge (m) dividiert. Als Ergebnis entstehen die Stückkosten (k).

$$k = \frac{K}{m}$$

Dieses Kalkulationsverfahren ist unter zwei Bedingungen anwendbar:

1. Es handelt sich um ein Einproduktunternehmen.
2. Die produzierte Menge entspricht der abgesetzten Menge.

Das beste Beispiel für einen solchen Produktionsprozess ist die Stromerzeugung.[20]
Bei der Divisionskalkulation gibt es kein verzweigtes Produktionsprogramm mit unterschiedlicher Belastung der Kostenstellen durch die Kostenträger. Somit entfällt bei Anwendung der Divisionskalkulation die Aufteilung der Kosten in Einzel- und Gemeinkosten und die umständliche Aufschlüsselung der Gemeinkosten auf die Kostenstellen.[21]
Für zahntechnische Produkte ist diese Kalkulationsform augenscheinlich nicht geeignet.

---

[20] Wöhe, Einführung in die allgemeine Betriebswirtschaftslehre, S. 971
[21] Schmolke/Deitermann, Industrielles Rechnungswesen, S. 445

Deckungsbeitragsrechnung

Die Deckungsbeitragsrechnung geht von der Differenz zwischen den direkt zurechenbaren Einzelkosten (variable Kosten) und dem Erlös aus. Diese Differenz heißt Deckungsbeitrag. Der Deckungsbeitrag abzüglich der Gemeinkosten (fixe Kosten) ergibt den Gewinn. Die Deckungsbeitragsrechnung sollte zur Gewinnschwellenberechnung erweitert werden. Die Gewinnschwellenrechnung gibt Aufschluss darüber, ab welcher Erlöshöhe bei gegebenen Gesamtkosten der sogenannte Break-even-Point (BEP – der Punkt, an dem Erlös und Kosten einer Produktion oder eines Produktes gleich hoch sind und somit weder Verlust noch Gewinn erwirtschaftet wird) überschritten wird und der Betrieb Gewinn erzielt.

$$\text{Gewinnschwellenumsatz} = \frac{\text{Fixkosten}}{\text{Deckungsgrad}}$$

$$\text{Gewinnschwellenumsatz} = \text{Mindestumsatz}$$

$$\text{Deckungsgrad} = \frac{\text{Deckungsbeitrag}}{\text{Umsatz}}$$

Beispiel:

Erlös	500.000 €
- Einzelkosten	300.000 €
= Deckungsbeitrag	200.000 €
- Fixkosten	100.000 €
= Gewinn	100.000 €

$$\text{Deckungsgrad} = \frac{200.000}{500.000} = 0{,}40\ €$$

$$\text{Gewinnschwellenumsatz} = \frac{100.000\ €}{0{,}40\ €} = 250.000\ €$$

Der Break-even-Point liegt bei 250.000 Euro, das heißt der Betrieb muss einen Umsatz von mindestens 250.000 Euro erzielen, um die Fixkosten durch den Deckungsbeitrag abzudecken.
Die Deckungsbeitragsrechnung findet meistens Anwendung im industriellen Rechnungswesen bei Betrieben, die unterschiedliche Erzeugnisse mit unterschiedlichen Produktionsbereichen herstellen und schnell auf Markt- und Beschäftigungsänderungen reagieren müssen. Sie ist sicherlich auch für den zahntechnischen Betrieb geeignet, aus meiner Sicht jedoch nur schwer vom Einzelunternehmer umzusetzen. Sie erfordert eine kurzfristig intensivere Pflege der EDV und kann hier nicht unbedingt langfristige Prognosen liefern.

Zuschlagskalkulation

Die Zuschlagskalkulation wird angewendet, wenn in einem Betrieb verschiedene Arten von Produkten in mehrstufigen Produktionsabläufen bei unterschiedlicher Kostenverursachung hergestellt werden, wie etwa bei Einzelfertigung. Dies trifft auf die Zahntechnik in vollem Umfang zu. Der Vorteil der Zuschlagskalkulation gegenüber anderen Kalkulationsverfahren liegt darin, dass sie sich sehr leicht einer verzweigten Produktion anpassen lässt. Dieses Kalkulationsverfahren teilt die Kosten in Einzelkosten (in der Zahntechnik Fertigungslöhne und Materialkosten), die den Kostenträgern direkt zugerechnet werden, und in Gemeinkosten, die indirekt mithilfe von Zuschlägen verrechnet werden.
Die Zuschlagskalkulation passt sich in ihrem Aufbau der Hauptkostenstellengliederung des Kostenabrechnungsbogens an. Ihren besonderen praktischen Wert gewinnt die Zuschlagskalkulation dadurch, dass sie sich besonders für die Vorkalkulation einsetzen lässt. Die Vorkalkulation soll bereits vor Auftragsdurchführung eine verbindliche Aussage über den zu fordernden Preis machen. Sie liegt also zeitlich vor dem eigentlichen Fertigungsprozess und basiert auf den zu erwartenden Kosten. Sie eignet sich somit besonders dafür, eine für den Betrieb

gültige Preisliste der verschiedenen zahntechnischen Arbeiten anzufertigen. In der Zahntechnik wird der Fertigungslohn als Basis für die Gemeinkostenzuschläge verwendet. Als Nachteil ist anzuführen, dass die absolute Höhe der Zuschläge abhängig ist von der Lohnhöhe der ausführenden Kräfte. Folglich ändern sich bei jeder Lohnerhöhung nicht nur die Gemeinkostenzuschläge, sondern es ergibt sich auch eine andere Bezugsbasis. Dieser Nachteil ist im Zahntechniker-Handwerk jedoch nicht so schwerwiegend, weil diese Veränderung in der Vorkalkulation teilweise berücksichtigt und bei einer mitarbeiterorientierten Personalpolitik auch umgesetzt werden kann.

Auf der nächsten Seite finden Sie das notwendige Schema zur Erstellung einer Zuschlagskalkulation für zahntechnische Leistungen.

ZUSCHLAGSKALKULATION FÜR ZAHNTECHNISCHE LEISTUNGEN

FERTIGUNGSLOHN (ARBEITSZEITERFASSUNG x BRUTTO-STUNDENLOHN)	€
+ LOHNGEMEINKOSTENZUSCHLAG (% DES FERTIGUNGSLOHNES)	
+ FERTIGUNGSVERBRAUCHSMATERIAL (% DES FERTIGUNGSLOHNES)	
+ GEMEINKOSTENZUSCHLAG (% DES FERTIGUNGSLOHNES)	
= HERSTELLUNGSKOSTEN	
+ KALKULATORISCHE KOSTEN (% DES FERTIGUNGSLOHNES)	
= SELBSTKOSTEN	
+ WAGNISAUFSCHLAG IN % DER SELBSTKOSTEN	
+ GEWINNAUFSCHLAG IN % DER SELBSTKOSTEN	
= VERKAUFSPREIS DER ZAHNTECHNISCHEN LEISTUNG	
+ VERKAUFSMATERIAL (EDELMETALL; ZÄHNE UND HILFSTEILE)	
= NETTOPREIS	
+ % MEHRWERTSTEUER	
= BRUTTOPREIS	€

Mithilfe dieser Zuschlagskalkulation kann der kalkulierte betriebliche Preis errechnet werden. Durch Berechnungen kann der Stundenverrechnungssatz einzelner Mitarbeiter, von Abteilungen bzw. Betriebsbereichen oder des Gesamtbetriebes berechnet werden. Dadurch können vielfältige Berechnungen erstellt und unterschiedliche Unternehmensszenarien dargestellt werden. Der Betrieb ist dann zum Beispiel in der Lage, eine Privatpreisliste für zahntechnische Leistungen zu erstellen.

Kalkulation

Im nachfolgenden Beispiel soll der Stundenverrechnungssatz für einen Mitarbeiter eines Betriebes errechnet werden. Diese Berechnung soll aufzeigen, wie die Kalkulation in einem zahntechnischen Betrieb aufzubauen ist, um die notwendigen Zahlen eines Mitarbeiters zu bekommen. Diese liefern wichtige Daten zur Beurteilung des Mitarbeiters. Aufbauend darauf können die notwendigen Zahlen aller Mitarbeiter eines Betriebes kalkuliert werden. Aus den gewonnenen Daten kann der Betrieb eine Preisliste auf Basis der BEB/97 oder der BEB Zahntechnik® generieren und Umsatzziele des Unternehmens erkennen und planen.

Über den Stundenlohn kann der Fertigungslohn berechnet werden, um dann mittels Zuschlagsätzen den Stundenverrechnungssatz zu erhalten. Grundsätzlich muss für jeden Mitarbeiter in der Produktion der Stundenverrechnungssatz ermittelt werden, damit daraus die zu verrechnende Basis für die Abteilungen oder den gesamten Betrieb abgeleitet werden kann.

Um eine genaue Berechnung zur Kalkulation des Stundenverrechnungssatzes erstellen zu können, muss die durchschnittliche Monatsarbeitszeit ermittelt und damit der Stundenlohn errechnet werden um den Fertigungslohn zu erhalten.

Stundenlohn

Dazu werden drei Angaben benötigt:

1. Arbeitstage pro Jahr
2. Arbeitszeit pro Woche bzw. pro Tag
3. Bruttogehalt

zu 1: Die Arbeitstage pro Jahr errechnen wir wie folgt:

Tage pro Jahr
- Wochenenden
- Feiertage
- Urlaubstage
- Bildungsurlaub
- durchschnittliche Krankheitstage pro Jahr
= Arbeitstage pro Jahr

Wochenenden

Unser Jahr hat 12 Monate, welche sich aus 52 Wochen zusammensetzen. Bei 52 Wochen und zwei Wochenendtagen ergibt das 104 Tage.

Feiertage

Da es von Bundesland zu Bundesland teilweise unterschiedliche Feiertage gibt, sind zwischen 9 und 14 Feiertage zu veranschlagen, die nicht standardmäßig auf einen Sonntag fallen. Es ist daher am Jahresanfang zu prüfen, wie viele Feiertage im laufenden Jahr auf einen Arbeitstag fallen. Das Kalkulationsbeispiel geht von 9 Feiertagen aus und unterstellt, dass alle Feiertage auf einen Arbeitstag fallen.

Urlaubstage

Da es im Zahntechniker-Handwerk keine Tarifverträge gibt, könnte bezüglich des Urlaubsanspruchs von der gesetzlichen Regelung (24

Werktage = 20 Arbeitstage) ausgegangen werden. Erfahrungsgemäß wird heute jedoch ein Jahresurlaub von 24 bis 26 Arbeitstagen gewährt. Im Beispiel werden daher durchschnittlich 25 Tage Urlaub zugrunde gelegt.

Bildungsurlaub

Jedem Arbeitnehmer stehen pro Jahr 5 Tage Bildungsurlaub bzw. alle 2 Jahre 10 Tage Bildungsurlaub bei Lohnfortzahlung zu (nicht in jedem Bundesland). Über Sinn und Zweck dieses Bildungsurlaubs mag gestritten werden, insbesondere im Hinblick auf die Vielfalt des Bildungsurlaubs. Die örtlichen Volkshochschulen bieten hier ein umfassendes Programm verschiedener Möglichkeiten persönlicher allgemeinbildender Veranstaltungen an. Vor dem Hintergrund steigender Lohnkosten kann dieser Punkt sicherlich kontrovers diskutiert werden. Ob persönliches Informationsbedürfnis auf Kosten des Arbeitgebers, verbunden mit steigenden Lohnnebenkosten bei den aktuellen Arbeitslosenzahlen, noch zeitgemäß ist, mag dahingestellt sein. Berufsspezifische Fortbildung unserer Mitarbeiter sollte jedoch uneingeschränkt unterstützt werden, kommt sie doch dem Betrieb durch neues Wissen zugute. Eine Freistellung der Mitarbeiter bei Lohnfortzahlung ist in letzteren Fällen eine sinnvolle und notwendige Investition in die Zukunft der Betriebe.

Krankheitstage

Hier werden die im Jahr angefallenen gesamten Krankheitstage des Betriebes anteilsmäßig auf die Mitarbeiterzahl des Betriebes verteilt. Bei 50 Krankheitstagen im Jahr und 10 Mitarbeitern im Betrieb ergibt das einen Durchschnitt von 5 Krankheitstagen pro Mitarbeiter. Dieser Durchschnittswert kann für die Vorkalkulation des Folgejahres als Basis verwendet werden.

Aus diesen Erläuterungen ergibt sich folgende Rechnung:

  365 Tage/Jahr
- 104 Tage (Samstag, Sonntag)
-   9 Tage (Feiertage, Beispiel Niedersachsen)
- 25 Tage (Urlaubsdurchschnitt als Beispiel)
-   5 Tage (Bildungsurlaub)
-   5 Tage (Krankheitstage als Beispiel)

= 216 Tage (Arbeitstage pro Jahr)

zu 2:
Die Arbeitszeit pro Tag errechnet sich aus der Wochenarbeitszeit. Trotz aller Forderungen nach einer Arbeitszeitverkürzung ist davon auszugehen, dass im Zahntechniker-Handwerk eine 40-Stunden-Woche im überwiegenden Teil der Betriebe üblich ist. Dabei sollten die Betriebe einmal prüfen, ob eine Arbeitszeitverkürzung nicht auch deutlich positive Akzente im Arbeitsalltag der Firma haben kann, von der die Mitarbeiter und der Betrieb gleichermaßen profitieren könnten. Bei 5 Arbeitstagen und einer 40-Stunden-Woche ergibt sich eine tägliche Arbeitszeit von 8 Stunden.

zu 3:
Der Bruttolohn, der für die Errechnung des Stundenlohnes herangezogen wird, ist im Allgemeinen der Festlohn eines Technikers oder einer Technikerin.

Die durchschnittliche Monatsarbeitszeit ergibt sich aus folgender Rechnung:
Arbeitstage pro Jahr = 216 Tage
Arbeitszeit pro Tag = 8 Stunden (bei 40 Stunden Arbeitszeit pro Woche)

$$\frac{216 \text{ Tage} \times 8 \text{ Stunden}}{12 \text{ Monate}} = 144 \text{ Std.}$$

Die monatliche Arbeitszeit zur Errechnung des Stundenlohnes beträgt 144 Stunden pro Monat. Der Stundenlohn errechnet sich mittels Division des Bruttolohns durch die monatlichen Arbeitsstunden.

$$\frac{\text{Bruttolohn}}{\text{Stunden pro Monat}} = \text{Stundenlohn}$$

Als monatlicher Bruttolohn werden für die Berechnung des Stundenlohnes 2.300 Euro veranschlagt.

Bruttolohn = 2.300 Euro
Stunden pro Monat = 144

$$\frac{2.300\ €}{144\ \text{Std}} = 15{,}97\ €\ \text{pro Stunde}$$

Der Stundenlohn beträgt bei einer 40-Stunden-Woche 15,97 Euro pro Stunde.

Fertigungslohn

Ausgangspunkt der Kalkulation ist der Fertigungslohn, das heißt die im Personalbereich anfallenden Fertigungslöhne. Der Fertigungslohn für die erbrachte Leistung ergibt sich aus der errechneten benötigten Arbeitszeit, multipliziert mit dem errechneten Bruttostundenlohn.

$$\frac{\text{Bruttostundenlohn} \times \text{Arbeitszeit in Minuten}}{60\ \text{Minuten}} = \text{Fertigungslohn}$$

$$\frac{15{,}97\ € \times 60\ \text{Min}}{60\ \text{Minuten}} = 15{,}97\ €$$

Die Arbeitszeit beträgt in diesem Fall, in dem der Verrechnungssatz einer Stunde ermittelt werden soll, 60 Minuten. Dadurch ist der Stundenlohn identisch mit dem Fertigungslohn. Da zur Berechnung einer BEB-Position deren Minutenvorgabe genutzt wird, ergibt sich dann bei gleicher Formel natürlich eine andere „Arbeitszeit in Minuten" und somit auch ein veränderter Fertigungslohn gegenüber dem Stundenlohn.

ZUSCHLAGSKALKULATION FÜR ZAHNTECHNISCHE LEISTUNGEN

FERTIGUNGSLOHN € 15,97
(ARBEITSZEITERFASSUNG x BRUTTO-STUNDENLOHN)

Zuschlagsätze

Die Grundlage für die Berechnung der Zuschlagsätze ist der Kostenabrechnungsbogen des Musterbetriebes auf Seite 34. Die Zuschlagskalkulation geht von den Einzelkosten, in unserem Fall dem Fertigungslohn, aus und führt durch schrittweise Einrechnung der anteiligen Gemeinkosten über Gemeinkostenzuschlagsätze zu den Selbstkosten. Die Zuschlagsätze für die Lohngemeinkosten, das Fertigungsverbrauchsmaterial, die Gemeinkosten und die kalkulatorischen Kosten lassen sich durch nachstehende Formeln berechnen.
Formeln:
a. Lohngemeinkostenzuschlag:

$$\frac{\text{Gemeinkostenlöhne} + \text{Gehälter} + \text{Sozialkosten} \times 100}{\text{Fertigungslöhne}} = \%$$

b. Fertigungsverbrauchsmaterialzuschlag:

$$\frac{\text{Verbrauchsmaterial} \times 100}{\text{Fertigungslöhne}} = \%$$

c. Gemeinkostenzuschlag:

$$\frac{\text{Raumkosten} + \text{Steuern / Gebühren / Beiträge} + \text{Fahrzeuge, Werbungskosten, Reparaturen, GWG} + \text{Bürokosten, Porto, Telefon, Leasing, sonstige Kosten} \times 100}{\text{Fertigungslöhne}} = \%$$

d. Zuschlag für kalkulatorische Kosten:

$$\frac{\text{Kalkulatorische Kosten} \times 100}{\text{Fertigungslöhne}} = \%$$

Die für die Errechnung der Zuschläge notwendigen Zahlen können dem Kostenabrechnungsbogen auf der nächsten Seite entnommen werden.

Kostenabrechnungsbogen

NAME: DATUM:

KOSTENARTEN / Kostenstellen	%	€
1. Materialkosten		
Verbrauchsmaterial	5,46	
Verkaufsmaterial	14,77	
2. Personalkosten		
Fertigungslöhne	27,76	
Gehälter	14,82	
Gemeinkostenlöhne	2.30	
Sozialkostenzuschlag	7,27	
3. Raumkosten		
Miete	2,46	
Energie	1,26	
Instandhaltung	0,19	
4. Kalkulatorische Kosten		
Kalkulatorische Abschreibung	3,92	
Kalkulatorische Zinsen	0,15	
Kalkulatorische Miete	0,00	
Kalkulatorischer Unternehmerlohn	8,84	
5. Steuern/Gebühren/Beiträge/Zinsen	0,96	
6. Fahrzeuge/Werbekosten/ Reparaturen/GWG	5,21	
7. Bürokosten/Porto/Telefon/ Leasing/sonstige Kosten	4,64	
Summe Kosten	**100,00**	

Die schrittweise Einrechnung der anteiligen Gemeinkosten über Gemeinkostenzuschlagsätze zu den Selbstkosten wird auch als Kostenträgerstückrechnung bezeichnet. Sie ist Grundlage für die Kalkulation des Verkaufspreises, wenn kein einheitlicher Marktpreis existiert und gleichzeitig Entscheidungshilfe bei der Annahme von Aufträgen zu festen Marktpreisen. In der Regel wird ein Auftrag nur dann angenommen, wenn der Preis wenigstens die Selbstkosten deckt.

Die Zahlen aus dem Kostenabrechnungsbogen füllen die Formeln mit Leben.

Lohngemeinkostenzuschlag:

$$\frac{2{,}30\ \% + 14{,}82\ \% + 7{,}27\ \%}{27{,}76\ \%} \times 100 = 87{,}9\ \%$$

Fertigungsverbrauchsmaterialzuschlag:

$$\frac{5{,}46\ \%}{27{,}76\ \%} \times 100 = 19{,}7\ \%$$

Gemeinkostenzuschlag:

$$\frac{3{,}91\ \% + 0{,}96\ \% + 5{,}21\ \% + 4{,}64\ \%}{27{,}76\ \%} \times 100 = 53{,}0\%$$

Zuschlag für kalkulatorische Kosten:

$$\frac{12{,}91\ \%}{27{,}76\ \%} \times 100 = 46{,}6\ \%$$

In der Zuschlagkalkulation ergibt sich nun das auf der folgenden Seite dargestellte Bild.

ZUSCHLAGSKALKULATION FÜR ZAHNTECHNISCHE LEISTUNGEN

FERTIGUNGSLOHN (ARBEITSZEITERFASSUNG x BRUTTO-STUNDENLOHN)	15,97 €
+ LOHNGEMEINKOSTENZUSCHLAG (87,9 % DES FERTIGUNGSLOHNES)	____
+ FERTIGUNGSVERBRAUCHSMATERIAL (19,7 % DES FERTIGUNGSLOHNES)	____
+ GEMEINKOSTENZUSCHLAG (53,0 % DES FERTIGUNGSLOHNES)	____
= HERSTELLUNGSKOSTEN	
+ KALKULATORISCHE KOSTEN (46,6 % DES FERTIGUNGSLOHNES)	____
= SELBSTKOSTEN	
+ WAGNISAUFSCHLAG IN % DER SELBSTKOSTEN	____
+ GEWINNAUFSCHLAG IN % DER SELBSTKOSTEN	____
= VERKAUFSPREIS DER ZAHNT. LEISTUNG	
+ VERKAUFSMATERIAL (EDELMETALL; ZÄHNE UND HILFSTEILE)	____
= NETTOPREIS	
+ % MEHRWERTSTEUER	____
= BRUTTOPREIS	€

Selbstkosten

Selbstkosten sind die Summe aller durch den Leistungsprozess eines Betriebes entstandenen Kosten für ein Produkt oder Erzeugnis.
Die Selbstkosten setzen sich zusammen aus den Kosten des Material-, Personal-, Fertigungs-, Verwaltungs- und Vertriebsbereichs. Sie werden nach dem Schema der Zuschlagskalkulation ermittelt.
Durch die Berechnung der Zuschlagsätze bzw. des prozentualen Anteils der Lohngemeinkosten und des Fertigungsverbrauchsmaterials sowie der Gemeinkosten und der kalkulatorischen Kosten am Fertigungslohn der zahntechnischen Leistung können nun die Selbstkosten berechnet werden.

Lohngemeinkostenzuschlag in Euro:

$$\frac{15{,}97\ € \times 87{,}9\ \%}{100\ \%} = 14{,}04\ €$$

Fertigungsverbrauchsmaterial in Euro:

$$\frac{15{,}97\ € \times 19{,}7\ \%}{100\ \%} = 3{,}15\ €$$

Gemeinkosten in Euro:

$$\frac{15{,}97\ € \times 53{,}0\ \%}{100\ \%} = 8{,}46\ €$$

Kalkulatorische Kosten in Euro:

$$\frac{15{,}97\ € \times 46{,}6\ \%}{100\ \%} = 7{,}44\ €$$

Das Ergebnis der Summe der Selbstkosten wird auf der nächsten Seite in der Zuschlagskalkulation dargestellt.

ZUSCHLAGSKALKULATION FÜR ZAHNTECHNISCHE LEISTUNGEN

FERTIGUNGSLOHN (ARBEITSZEITERFASSUNG x BRUTTO-STUNDENLOHN)	15,97 €
+ LOHNGEMEINKOSTENZUSCHLAG (87,9 % DES FERTIGUNGSLOHNES)	14,04 €
+ FERTIGUNGSVERBRAUCHSMATERIAL (19,7 % DES FERTIGUNGSLOHNES)	3,15 €
+ GEMEINKOSTENZUSCHLAG (53,0 % DES FERTIGUNGSLOHNES)	8,46 €
= HERSTELLUNGSKOSTEN	41,62 €
+ KALKULATORISCHE KOSTEN (46,6 % DES FERTIGUNGSLOHNES)	7,44 €
= SELBSTKOSTEN	49,06 €
+ WAGNISAUFSCHLAG IN % DER SELBSTKOSTEN	______
+ GEWINNAUFSCHLAG IN % DER SELBSTKOSTEN	______
= VERKAUFSPREIS DER ZAHNTECHNISCHEN LEISTUNG	
+ VERKAUFSMATERIAL (EDELMETALL; ZÄHNE UND HILFSTEILE)	______
= NETTOPREIS	
+ % MEHRWERTSTEUER	______
= BRUTTOPREIS	

Wagniszuschlag

Die Übernahme des Betriebs- bzw. Marktrisikos muss in der Kalkulation berücksichtigt und erfasst werden. Jede unternehmerische oder betriebliche Tätigkeit kann Schadensfälle beinhalten und zu Verlusten führen. Sie ist mit Wagnissen und Risiken verbunden. Jede Reklamation einer zahntechnischen Arbeit oder Fehler im Arbeitsablauf, wie etwa ein Fehlguss, führen zu Gewinnausfällen und Verlusten. Diese Verluste lassen sich in ihrer Höhe und hinsichtlich ihres zeitlichen Eintretens nicht vorhersehen.

Im Bereich der Wagnisse wird zwischen dem allgemeinen Unternehmerwagnis und den Einzelwagnissen unterschieden.

Zu den Unternehmerwagnissen zählen Verluste, die sich aus der gesamtwirtschaftlichen Entwicklung der Firma ergeben wie zum Beispiel Auftragsverschiebungen, Beschäftigungsrückgang oder Verlust von Kunden. Diese Unternehmerrisiken werden mit dem Gewinnaufschlag abgegolten. Der in den Erlösen dem Betrieb zufließende Gewinn soll es dem Betrieb ermöglichen, Reserven zu bilden und für Rationalisierungsinvestitionen oder Betriebsvergrößerungen zur Sicherung des Unternehmens dienen.

Einzelwagnisse stehen in unmittelbarem Zusammenhang mit der Herstellung eines Zahnersatzes. Als Einzelwagnisse sind zu nennen:

- Fertigungswagnis:
  Mehrkosten aufgrund von Nacharbeit, Arbeits- oder Materialfehlern
- Gewährleistungswagnis:
  Garantieleistungen, zum Beispiel kostenlose Ersatzlieferungen oder Kulanzarbeiten

- Beständewagnis:
  Verluste an Material durch Verderb, Veralten oder Preissenkungen
- Anlagewagnis:
  Verluste durch Ausfall von Maschinen

Die Höhe des Wagniszuschlagsatzes richtet sich nach entsprechenden Erfahrungswerten. Die Höhe des Aufschlags kann entweder für alle Leistungen gleich sein oder je nach Risiko von Leistung zu Leistung differieren. Im Zahntechniker-Handwerk erscheint die Arbeit mit gleichen Aufschlagsätzen für alle Leistungen am sichersten, da dort als Einzelwagnis das Gewährleistungswagnis den bei weitem größten Verlustbereich darstellt. Daher ist es äußerst wichtig, jegliche Gewährleistungs- bzw. Kulanzarbeit kostenmäßig genau zu erfassen, um einen möglichst sicheren Ansatz für den Wagniszuschlagsatz zu erhalten.

Ermittlung des kalkulatorischen Wagniszuschlages:
Die Zahlen der Buchhaltung bzw. des Jahresabschlusses ergaben für das Vorjahr eine Leistungserbringung durch die Mitarbeiter des Betriebes von 1.000.000 Euro. Buchhalterisch erfasst wurden Verluste in Höhe von 50.000 Euro durch Gewährleistungs- bzw. Kulanzarbeiten.

$$\textbf{Kalkulatorischer Wagnisaufschlag} = \frac{\textbf{Verluste x 100}}{\textbf{Leistungserbringung}}$$

$$\frac{50.000\,€ \times 100\,\%}{1.000.000\,€} = 5\,\%$$

Somit beträgt der Wagnisaufschlag in der Zuschlagskalkulation für den Musterbetrieb 5 % der Selbstkosten.

Jeder Kunde sollte hinsichtlich der Verluste, die durch Gewährleistungs- bzw. Kulanzarbeiten entstehen, genauestens überprüft werden. 5% Wagniszuschlag stellen im Durchschnitt für den Betrieb sicherlich die Obergrenze dar. Sollte der Verlust bei einzelnen Kunden höher liegen, muss hier ein besonderes Augenmerk auf die Verursachung gerichtet werden. Aufgabe des Unternehmers ist es, die Ursachen genauestens zu analysieren und, wenn es in seinen Möglichkeiten liegt, zu minimieren oder zu beseitigen. Wenn ein Kunde ein zu hohes Risiko darstellt, muss überlegt werden, ob eine weitere Zusammenarbeit sinnvoll erscheint oder eine Trennung dem Betrieb auf Dauer mehr hilft. Risikoreiche Kunden sollten nicht durch risikoarme Kunden subventioniert werden.

Besonderes Augenmerk in der Zahntechnik verdient das Risikomanagement in der Regelversorgung. Hier muss nach vorgegebenen Preisen abgerechnet werden, ohne die individuellen betriebswirtschaftlichen Zahlen des Betriebes zu berücksichtigen. Innerhalb des BEL gibt es Bereiche, die schon bei der Herstellung einer zahntechnischen Leistung zu Verlusten führen, aber trotzdem angeboten werden müssen. Die Kunststoffprothetik ist hier ein großes Problem. Mehrmaliges Umstellen einer Wachsaufstellung aus kosmetischen Gründen muss genauso als Kulanzleistung erfasst werden wie die kurzfristige und nicht abrechenbare Unterfütterung einer neuen Totalprothese. Jede nicht in Rechnung gestellte Mehrleistung für einen Kunden muss rechnerisch genau erfasst werden, da in den vorgegebenen Preisen kein Wagniszuschlag vorhanden ist und die Preise in diesem Bereich keinen Spielraum mehr geben.

Gewinnzuschlag

Die Höhe des Gewinnzuschlages hängt von einer Reihe von Faktoren ab. Er ist abhängig von der allgemeinen Wirtschaftslage (in Zeiten der Hochkonjunktur kann mehr verdient werden), von den örtlichen Konkurrenzverhältnissen und der Wettbewerbssituation innerhalb des Handwerkszweiges. Auch die Kostensituation des einzelnen Betriebes darf nicht außer Acht gelassen werden. Ein Betrieb, der wirtschaftlich arbeitet und im Verhältnis zur Konkurrenz niedrige Kosten hat, kann einen höheren Gewinnzuschlag verrechnen und trotzdem noch einen günstigen Marktpreis erzielen.

Zwischen 25 % und 30 % Gewinnzuschlag sind für einen zahntechnischen Meisterbetrieb gerechtfertigt, da unternehmerischer Einsatz auch eine gewisse Rendite erwirtschaften sollte. Diese Rendite kann nur erwirtschaftet werden, wenn der Auslastungsgrad des Betriebes und seiner Mitarbeiter im Gewinnzuschlag Berücksichtigung findet. Die Erwartungen an das Betriebsergebnis liegen bei Unternehmern in der Zahntechnik im Durchschnitt bei 10 %. Zu berücksichtigen ist dabei zum einen die Abrechnung nach BEL, in der keine betriebsspezifische Kostenkalkulation stattfinden kann, und zum anderen die Auftragssituation der Betriebe. Im Durchschnitt werden mehr Mitarbeiter beschäftigt als aufgrund der betriebswirtschaftlichen Zahlen notwendig gewesen wäre. Dieser Umstand ist darin begründet, dass in einem zahntechnischen Betrieb nichts vorgefertigt werden kann, der Unternehmer nicht weiß, wie viel Arbeit an einem Tag hereinkommt und nur bedingt Einfluss auf den Liefertermin nehmen kann. Diese Situation führt zu einem betrieblichen Auslastungsgrad von 80 bis 85% und wirkt sich auf eine Preiskalkulation, die von 100% Auslastung ausgeht, gewinnmindernd aus. Wenn diese Fakten in der Preiskalkulation berücksichtigt werden sollen, muss die fehlende Auslastungsdeckung über den Gewinnzuschlag in Ansatz gebracht werden. Das bedeutet, wenn eine durchschnittliche Auslastung von 80% vorliegt und 10 % Gewinn im Betriebsergebnis erwartet werden, müssen die Preise mit 30% Gewinn kalkuliert werden.

ZUSCHLAGSKALKULATION FÜR ZAHNTECHNISCHE LEISTUNGEN

FERTIGUNGSLOHN (ARBEITSZEITERFASSUNG x BRUTTO-STUNDENLOHN)	€ 15,97
+ LOHNGEMEINKOSTENZUSCHLAG (87,9 % DES FERTIGUNGSLOHNES)	€ 14,04
+ FERTIGUNGSVERBRAUCHSMATERIAL (19,7 % DES FERTIGUNGSLOHNES)	€ 3,15
+ GEMEINKOSTENZUSCHLAG (53,0 % DES FERTIGUNGSLOHNES)	€ 8,46
= HERSTELLUNGSKOSTEN	€ 41,62
+ KALKULATORISCHE KOSTEN (46,6 % DES FERTIGUNGSLOHNES)	€ 7,44
= SELBSTKOSTEN	€ 49,06
+ WAGNISAUFSCHLAG IN % DER SELBSTKOSTEN 5%	€ 2,45
+ GEWINNAUFSCHLAG IN % DER SELBSTKOSTEN 30%	€ 14,72
= STUNDENVERRECHNUNGSSATZ	**€ 66,23**

Der Stundenverrechnungssatz in dem Musterbetrieb beträgt bei einem monatlichen Bruttogehalt von 2.300 € für diesen Mitarbeiter oder diese Mitarbeiterin netto 66,23 Euro/Std.

Stundenverrechnungssätze eines Betriebes

Es ist nicht immer nur ein Mitarbeiter oder eine Mitarbeiterin, die eine bestimmte Arbeit im Betrieb anfertigt. In der Regel werden bestimmte Aufgabengebiete von mehreren Personen abgedeckt bzw. von mitarbeitenden Inhabern erbracht. All diese Menschen müssen in die Preiskalkulation des Betriebes mit einbezogen werden. Das unterschiedliche Gehaltsniveau bedingt, dass alle einzeln zu berechnen sind. Das heißt, für jeden muss die spezielle Kostenminute ermittelt und die individuelle Kalkulationsbasis festgelegt werden, um daraus einen Stundenverrechnungssatz für die betriebliche Preiskalkulation zu generieren. Am einfachsten kann dieses mittels eines speziellen EDV-Programmes wie beispielsweise „Dentka Labor"[22] geschehen. Ist dieses Programm nicht vorhanden, muss der Rechenweg von Hand mithilfe eines Taschenrechners gewählt werden. Wenn keine Veränderungen in der Kostenstruktur des Betriebes festgestellt werden, bleiben die Zuschlagsätze für jede weitere Berechnung auf Basis des Kostenabrechnungsbogens gleich. Dies erleichtert die Arbeit sehr, macht es jedoch notwendig, auf jede auch noch so kleine Veränderung mit erneuten Berechnungen zu reagieren. Zur Ermittlung des Stundenverrechnungssatzes bei verschiedenen Bruttolöhnen können die Zuschlagsätze, wie auf der nächsten Seite dargestellt, zusammengefasst werden. Dies ermöglicht eine komplexere Berechnung. Problematisch wird es nur, wenn für die Mitarbeiter unterschiedliche Werte in der Arbeitszeit angesetzt werden müssen, weil die Anzahl der Urlaubstage und die tägliche Arbeitszeit variieren. Dies führt zu Veränderungen der Arbeitstage pro Jahr und somit auch zu unterschiedlichen Arbeitsstunden pro Monat. Hier bedarf es im Vorfeld einer Klärung und Festlegung der individuellen durchschnittlichen monatlichen Arbeitszeit.

[22] Siehe S. 155 ff

Die durchschnittliche Monatsarbeitszeit ergibt sich aus folgender Rechnung:

$$\frac{\text{Arbeitstage pro Jahr x Arbeitszeit pro Tag}}{\text{12 Monate}} = \text{Monatliche Arbeitszeit in Stunden}$$

Beispiel:

$$\frac{\text{216 Tage x 5 Stunden}}{\text{12 Monate}} = \text{90 Std.}$$

Bei einer durchschnittlichen Wochenarbeitszeit von 25 Stunden ergibt sich ein anderer Wert als bei einer 40-Stunden-Woche. Es müssen also erst einmal die spezifischen Monatsarbeitszeiten der Mitarbeiter festgelegt werden, um dann den Rechenweg über die Zuschlagsätze zu verkürzen.

ZUSCHLAGSKALKULATION FÜR ZAHNTECHNISCHE LEISTUNGEN

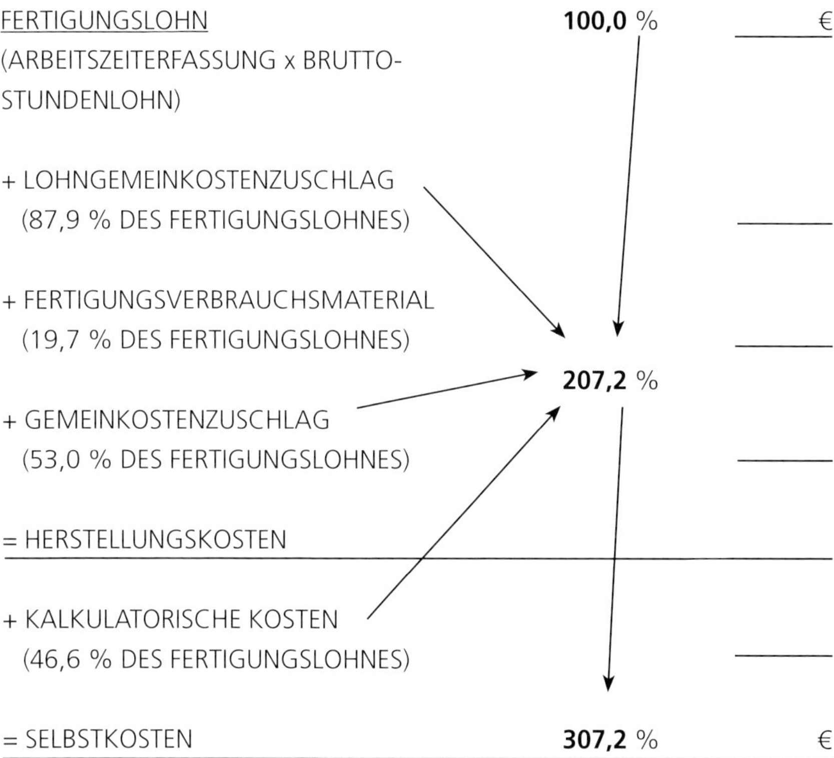

Die Zuschläge können in einer Berechnung zusammengefasst werden.

$$\text{Stundenlohn} = \frac{\text{Bruttolohn}}{\text{Stunden pro Monat}}$$

$$\text{Fertigungslohn} = \frac{\text{Bruttolohn x Arbeitszeit in Minuten}}{\text{60 Minuten}}$$

$$\text{Selbstkosten} = \frac{\text{Fertigungslohn x Zuschläge}}{100\%}$$

Nachfolgende Parameter liegen fest:
Arbeitsstunden pro Monat = 144 Std.
Bruttolohn = 2.300 €
Arbeitszeit in Minuten = 60 Min.
Zuschläge gesamt = 207,2 %

$$\frac{2.300\ €}{144\ \text{Std.}} = 15{,}97\ €\ \text{pro Stunde}$$

$$\frac{15{,}97\ € \times 60\ \text{Min}}{60\ \text{Minuten}} = 15{,}97\ €$$

$$\frac{15{,}97\ € \times 307{,}2\ \%}{100\ \%} = 49{,}06\ €$$

= SELBSTKOSTEN	**100 %**
+ WAGNISAUFSCHLAG IN % DER SELBSTKOSTEN 5%	
	35 %
+ GEWINNAUFSCHLAG IN % DER SELBSTKOSTEN 30%	
= STUNDENVERRECHNUNGSSATZ	**135 %**

$$\textbf{Stundenlohn} = \frac{\textbf{Selbstkosten x Zuschläge}}{\textbf{100\%}}$$

$$\frac{49{,}06\ € \times 135\ \%}{100\ \%} = 66{,}23\ €$$

Der Stundenverrechnungssatz beträgt auch hier 66,23 Euro/Std.

Wenn sich jetzt nur der Bruttolohn ändert, kann wie folgt vorgegangen werden:

2.300 € = 66,23 € / Std.
3.000 € = X

$$\frac{66{,}23\ €\,/\,\text{Std.}\ \times\ 3.000\ €}{2.300\ €} = 86{,}39\ €\,/\,\text{Std.} = \text{Stundenverrechnungssatz}$$

Bei einem Gehalt von 3.000 € brutto ergibt sich ein Stundenverrechnungssatz von 86,39 €.

(Am einfachsten lassen sich die Berechnungen mit „Dentka Labor" durchführen, weil dieses EDV-Programm bei allen unterschiedlichen Einstellungen sofort die notwendigen Werte ermittelt und anzeigt.)

Auf diesem Weg können die Stundenverrechnungssätze der Mitarbeiter eines Betriebes, die den gleichen Parametern unterliegen, per Taschenrechner auf kürzestem Weg berechnet werden. Eine kleine Ungenauigkeit kann durch Abweichungen beim Auf- bzw. Abrunden entstehen. Die Größenordnung liegt im Bereich von einem Cent und ist deshalb zu vernachlässigen. Die unterschiedlichen Stundenverrechnungssätze der Mitarbeiter müssen analysiert und geordnet werden, um aus ihnen eine Basis für die private Preiskalkulation zu bilden.

Betriebsstruktur

In einem kleinen Betrieb werden alle Arbeitsschritte, die zur Anfertigung einer Arbeit notwendig sind, eventuell nur von einem Mitarbeiter oder einer Mitarbeiterin ausgeführt. Mit steigendem Auftragsvolumen und der damit verbundenen steigenden Mitarbeiterzahl bekommt ein zahntechnisches Labor zwangsläufig eine andere Struktur. Preisdruck und kurze Fertigungszeiten zwingen den Betrieben eine rationellere Arbeitsweise und eine an diese Arbeitsweise angepasste Betriebsstruktur auf. Es kommt zur Bildung von Betriebsbereichen oder Abteilungen, ausgelegt auf die einzelnen Bereichskomponenten einer komplexen zahntechnischen Arbeit. Eine Aufschlüsselung in Arbeitsvorbereitung, Kunststoff, Edelmetall, Keramik und Modellguss hat sich in dieser Hinsicht etabliert. Der Begriff Keramik umfasst den gesamten Bereich der Verblendungen, Reparaturen verteilen sich auf alle Bereiche. Die Verteilung der Mitarbeiter auf diese Abteilungen oder Bereiche hat insofern einen Sinn, dass sich dann an der Struktur der BEL2, BEB97/2004 und der BEB Zahntechnik® orientiert wird. Dies erleichtert die Anwendung der über die Kosten- und Leistungsrechnung gewonnenen Daten sehr. Wenn also für jeden Mitarbeiter oder jede Mitarbeiterin der spezifische Stundenverrechnungssatz ermittelt wurde, könnte sich durch Zuordnung folgendes Bild ergeben:

Arbeitsvorbereitung	**Kunststoff**	**Modellguss**	**Edelmetall**	**Keramik**
Paula Tholen 42,31 €	Julia Hell 62,16 €	Oliver Bester 74,83 €	Klaus Meister 115,12 €	Elsa Fichte 86,34 €
Ute Martin 38,37 €	Anna Körner 46,62 €	Denise Wolf 40,29 €	Peter Labor 115,12 €	Alfred Schiller 99,80 €
			Regina Wenzel 61,59 €	
			Helga Müller 69,07 €	

Somit ergeben sich Abteilungswerte von:

40,34 €	**54,39 €**	**57,56 €**	**90,23 €**	**93,07 €**

Die Zuordnung der Mitarbeiter zu einzelnen Bereichen schafft ein erstes Bild der Struktur der Stundenverrechnungssätze innerhalb eines Betriebes und dient der Errechnung der durchschnittlichen Werte der Fertigungsgebiete. Hier wird zum ersten Mal transparent, welche Stundenverrechnungssätze im zahntechnischen Meisterbetrieb vorhanden sind und für die Berechnung der Privatpreisliste herangezogen werden könnten. Zu bedenken ist zu diesem Zeitpunkt jedoch, dass es sich hier erst um eine grobe Einteilung handelt und nicht den wirklichen Arbeitsablauf des Betriebes widerspiegelt. Es ist auf jeden Fall zu überprüfen, ob die Mitarbeiter und Betriebsinhaber nicht auch bereichsübergreifend arbeiten. Ist etwa ein Mitarbeiter nur mit Edelmetallarbeiten beschäftigt, oder wird er auch für Tätigkeiten im Modellguss- oder Kunststoffbereich herangezogen? Fertigt eine Mitarbeiterin nur Gerüste, oder verblendet sie diese teilweise auch? Wie ist bei Krankheit von Mitarbeitern die Vertretung oder Übernahme von Arbeiten geregelt? Wenn ein Betriebsinhaber diese Dinge in die Zuordnung der Mitarbeiter einfließen lässt, ergibt sich ein anderes Bild mit viel mehr Spielraum für die Stundenverrechnungssätze.

Arbeitsvor bereitung	Kunststoff	Modellguss	Edelmetall	Keramik
Paula Tholen 42,31 €	Julia Hell 62,16 €	Oliver Bester 74,83 €	Klaus Meister 115,12 €	Elsa Fichte 86,34 €
Ute Martin 38,37 €	Anna Körner 46,62 €	Denise Wolf 40,29 €	Peter Labor 115,12 €	Alfred Schiller 99,80 €
Peter Labor 115,12 €	Klaus Meister 115,12 €	Regina Wenzel 61,59 €	Regina Wenzel 61,59 €	Oliver Bester 74,83 €
Anna Körner 46,62 €€	Regina Wenzel 61,59 €	Julia Hell 62,16 €	Helga Müller 69,07 €	Helga Müller 69,07 €
Denise Wolf 40,29 €	Denise Wolf 40,29 €	Klaus Meister 115,12 €	Oliver Bester 74,83 €	Peter Labor 115,12 €
	Oliver Bester 74,83 €		Denise Wolf 40,29 €	Regina Wenzel 61,59 €
			Elsa Fichte 86,34 €	
			Alfred Schiller 99,80 €	

Jetzt ergeben sich konkrete Durchschnittswerte der Abteilungen:

56,54 €	**66,77 €**	**70,80 €**	**82,77 €**	**84,46 €**

Die Veränderungen haben sowohl zu einem höheren als auch zu einem geringeren Durchschnittswert geführt. Hier muss jetzt in einer Gegenüberstellung (siehe nächste Seite) herausgefiltert werden, welcher Stundenverrechnungssatz zur Anwendung kommen soll. Es ist besonders zu berücksichtigen, dass der Stundenverrechnungssatz als Durchschnittswert einen erheblichen Einfluss auf die Zeitwerte der Abrechnungspositionen, der BEB und der BEB Zahntechnik® im Verhältnis des Stundenverrechnungssatzes einzelner Mitarbeiter hat. Hat ein Mitarbeiter oder eine Mitarbeiterin einen persönlich höheren Verrechnungssatz, kürzt sich der Zeitwert in der gleichen Größenordnung wie das Verhältnis der Verrechnungssätze zueinander ist. Bei einem niedrigeren Verrechnungssatz erhöht sich der Zeitwert im gleichen Verhältnis.

Ermittelte Werte:

	vorher	**nachher**	**anwendbar**	**Mitarbeiter**
Arbeitsvorbereitung	40,34 €	56,54 €	56,54 €	42,31 €
Kunststoff	54,39 €	66,77 €	66,77 €	62,16 €
Modellguss	57,56 €	70,80 €	70,80 €	74,83 €
Edelmetall	90,23 €	82,77 €	90,23 €	115,12 €
Keramik	93,07 €	84,46 €	93,07 €	99,80 €

Wofür sich ein Unternehmer im Zahntechniker-Handwerk letztlich entscheidet, liegt in seinem eigenen Ermessen. Ob mit Abteilungswerten oder den Werten einzelner Mitarbeiter gerechnet wird, ist zweitrangig. Wichtig ist nur, dass er jederzeit in der Lage ist gegenüber Dritten, insbesondere den privaten Krankenkassen, seine Berechnungen forensisch sicher darzustellen.

Unternehmenszahlen anwenden

BEL II

Mit der Einführung der befundorientierten Festzuschüsse hat das BEL II seine beherrschende Stellung in der Abrechnung des Zahntechniker-Handwerks zwar verloren, nimmt jedoch noch immer einen nicht unerheblichen Anteil bei der Rechnungslegung ein, besonders bei den Reparaturen und der Kunststoffprothetik. Die Preisvorgaben innerhalb des BEL II zwingen das Denken innerhalb der Kalkulation in eine andere Richtung. War es in erster Linie die Aufgabe der Kalkulation, aufgrund von Kosten und Arbeitszeiten einen Preis für die Leistungen zu ermitteln, müssen jetzt bei gleichen Kosten die Arbeitszeiten an die Preisvorgaben angepasst werden. Also sind hier nicht die Qualifikation der Mitarbeiter und die Qualität der Arbeiten die Kriterien für die Preisfindung, sondern der Preis ist das Kriterium für Qualität und Qualifikation der Mitarbeiter. Hier heißt es: Kassenleistung zum Kassenpreis.[23]
Die Entkoppelung der Preise des BEL II von der wirklichen wirtschaftlichen Entwicklung mit der Festschreibung der Steigerungsrate auf die Lohnsummensteigerungsrate führt die Betriebe in eine immer schlechtere wirtschaftliche Lage bei der Abrechnung innerhalb des BEL II.
In der Kalkulation innerhalb des BEL II ist der Preis die Ausgangsgröße für die Ermittlung der Zeit, die den Mitarbeitern für die Erbringung einer Leistung (Kassenleistung) zur Verfügung gestellt werden kann, wenn der Betrieb wirtschaftlich arbeiten soll.
Als Beispiel dient die Position „1620 Vestibuläre Verblendung Keramik". Diese Position wird mit 83,48 € in der BEL II-Liste für den Innungsbereich ZINB[24] vergütet.

[23] Siehe Grafik S. 6 Entwicklung der Preise
[24] Zahntechniker Innung Niedersachsen-Bremen 2013

Der Mitarbeiter verdient 2.500 € bei einer monatlichen Arbeitszeit von durchschnittlich 144 Std.

= SELBSTKOSTEN		**100 %**	**€**
+ WAGNISAUFSCHLAG IN % DER SELBSTKOSTEN	5%		______
		35 %	
+ GEWINNAUFSCHLAG IN % DER SELBSTKOSTEN	30%		______
= VERKAUFSPREIS		**135 %**	**83,48 €**

$$\frac{\text{Verkaufspreis x 100 \%}}{\text{135 \%}} = \text{Selbstkosten}$$

$$\frac{\text{83,48 € x 100 \%}}{\text{135 \%}} = \text{61,84 €}$$

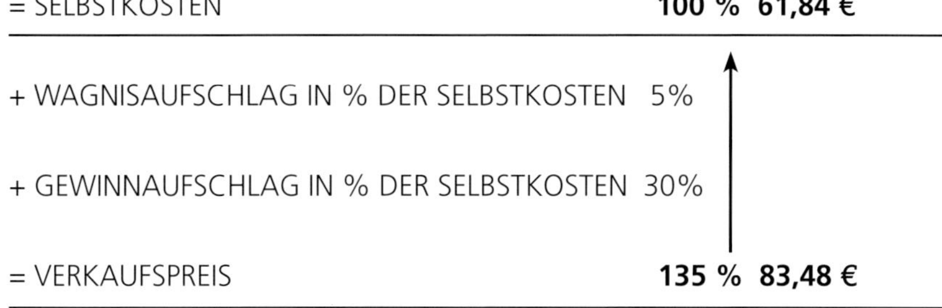

= SELBSTKOSTEN		**100 %**	**61,84 €**
+ WAGNISAUFSCHLAG IN % DER SELBSTKOSTEN	5%		
+ GEWINNAUFSCHLAG IN % DER SELBSTKOSTEN	30%		
= VERKAUFSPREIS		**135 %**	**83,48 €**

Die Selbstkosten betragen 61,84 €.

Jetzt muss auf den Fertigungslohn zurückgerechnet werden.

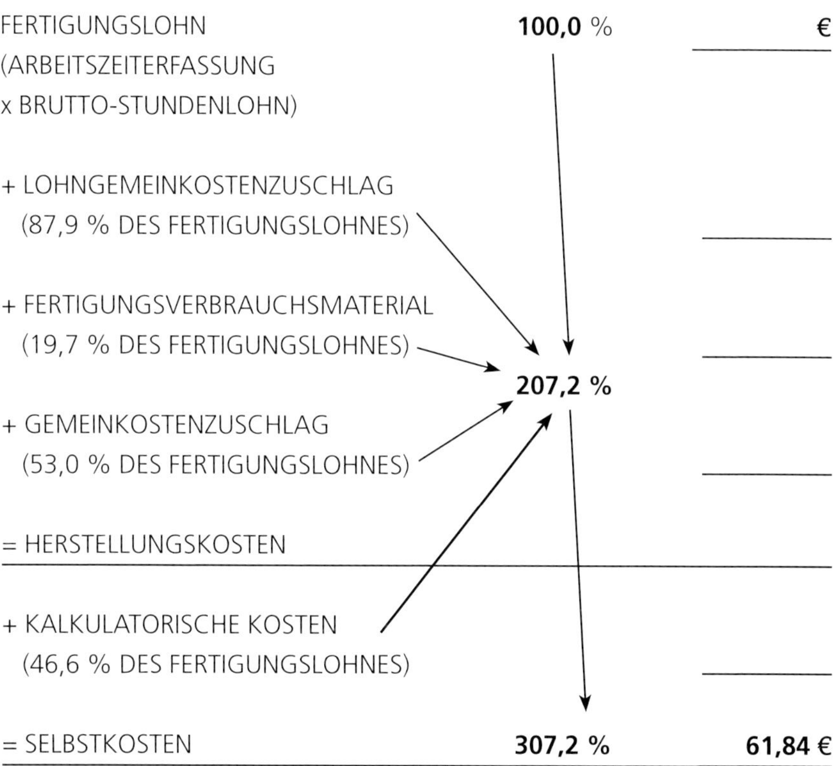

$$\frac{\text{Selbstkosten} \times 100\,\%}{307{,}2\,\%} = \text{Fertigungslohn}$$

$$\frac{61{,}84\,€ \times 100\,\%}{307{,}2\,\%} = 20{,}13\,€$$

Der Fertigungslohn beträgt 20,13 €.

FERTIGUNGSLOHN (ARBEITSZEITERFASSUNG x BRUTTO-STUNDENLOHN)	**100,0 %**	**20,13 €**
+ LOHNGEMEINKOSTENZUSCHLAG (87,9 % DES FERTIGUNGSLOHNES)		______
+ FERTIGUNGSVERBRAUCHSMATERIAL (19,7 % DES FERTIGUNGSLOHNES)		______
+ GEMEINKOSTENZUSCHLAG (53,0 % DES FERTIGUNGSLOHNES)		______
= HERSTELLUNGSKOSTEN		
+ KALKULATORISCHE KOSTEN (46,6 % DES FERTIGUNGSLOHNES)		______
= SELBSTKOSTEN	**307,2 %**	**61,84 €**

$$\frac{\text{Bruttogehalt}}{\text{Stunden / Monat}} = \text{Brutto-Stundenlohn}$$

$$\frac{2.500\ €}{144\ \text{Std.}} = 17{,}36\ € / \text{Std.}$$

Arbeitszeiterfassung x Bruttostundenlohn = Fertigungslohn

$$\frac{\text{Fertigungslohn}}{\text{Bruttostundenlohn}} \times 60\ \text{Min.} = \text{Arbeitszeiterfassung in Minuten}$$

$$\frac{20{,}13\ €}{17{,}36\ €} \times 60 \text{ Min.} = 69{,}57 \text{ Min.}$$

Somit beträgt die Arbeitszeit für die Position „1620 Vestibuläre Verblendung Keramik" bei einem Bruttogehalt von 2.500 € und einer monatlichen Arbeitszeit von 144 Stunden inklusive Rüst- und Verteilzeit 69,57 Minuten. Eine Zeit von rund 70 Minuten für eine vestibuläre Verblendung erscheint dem Betrachter sicherlich als ausreichend, bedingt durch den Umstand, dass sowohl Keramik- als auch Edelmetallarbeiten zu den besser honorierten Positionen des BEL II zählen. Wenn der Stundenverrechnungssatz der Mitarbeiter bekannt ist, lassen sich die Berechnungen vereinfachen[25].

Alfred Schiller = 99,80 € Stundenverrechnungssatz

Elsa Fichte = 86,34 € Stundenverrechnungssatz

„1620 Vestibuläre Verblendung Keramik" = 83,48 €

Alfred Schiller:

$$\frac{83{,}48\ €}{99{,}80\ €} \times 60 \text{ Min.} = 50{,}19 \text{ Min.}$$

Elsa Fichte:

$$\frac{83{,}48\ €}{86{,}34\ €} \times 60 \text{ Min.} = 58{,}01 \text{ Min.}$$

Bei diesen Stundenverrechnungssätzen wird die Arbeitszeit inklusive Rüst- und Verteilzeit schon deutlich kürzer und es kann erstmals die Frage gestellt werden, ob sie noch ausreichend ist. Außerdem ist zu

[25] Siehe S. 65

berücksichtigen, dass die Berechnungen immer von einer 100%igen Auslastung ausgehen. Der vorgegebene Preis bereitet gewisse Probleme, insbesondere wenn die Kunststoffprothetik betroffen ist. Dies soll am nächsten Beispiel verdeutlicht werden.

Julia Hell	= 62,16 € Stundenverrechnungssatz (2.160 € Bruttomonatslohn)
Anna Körner	= 46,62 € Stundenverrechnungssatz (1.620 € Bruttomonatslohn)
Oliver Bester	= 74,83 € Stundenverrechnungssatz (2.600 € Bruttomonatslohn)
Peter Labor	= 115,12 € Stundenverrechnungssatz (1.000 € anteiliger Bruttomonatslohn)

(ZTM Peter Labor ist als Inhaber und Geschäftsführer des Unternehmens nur teilweise in der Produktion tätig.)

Auf- und Fertigstellung einer totalen Prothese
(Preise BEL II, ZINB 2013):

3010 Aufstellung Grundeinheit	1	x	25,69 €	=	25,69 €
3020 Aufstellung Wachs je Zahn	14	x	1,55 €	=	21,70 €
3610 Fertigstellung Grundeinheit	1	x	43,14 €	=	43,14 €
3620 Fertigstellung je Zahn	14	x	2,79 €	=	39,06 €
					129,59 €

Julia Hell:

$$\frac{129{,}59\ € \times 60\ \text{Min.}}{62{,}16\ €} = 125{,}09\ \text{Min.}$$

Anna Körner:

$$\frac{129{,}59\ € \times 60\ \text{Min.}}{46{,}62\ €} = 166{,}78\ \text{Min.}$$

Oliver Bester:

$$\frac{129{,}59\ € \times 60\ \text{Min.}}{74{,}83\ €} = 103{,}91\ \text{Min.}$$

Peter Labor:

$$\frac{129{,}59\ € \times 60\ \text{Min.}}{115{,}12\ €} = 67{,}54\ \text{Min.}$$

Die ermittelten Zeitwerte sprechen für sich. Allein Anna Körner könnte es eventuell innerhalb der Zeitvorgabe schaffen, die gestellte Aufgabe zu erfüllen. Selbst bei ihr kann es nur noch eine Kassenprothese zum Kassenpreis geben. Individuelles Arbeiten ist nicht mehr möglich. Nur mit standardisierten Verfahrenswegen lassen sich solche Arbeiten durchführen. Ab einem gewissen Gehaltsniveau ist auch hier die Grenze des Machbaren zu einem frühen Zeitpunkt erreicht. Jeder Euro mehr Gehalt verkürzt die Zeitvorgabe, immenser Zeitdruck und Stress sind die Folge. Die Preisvorgaben innerhalb der BEL 2 geben den Mitarbeitern kaum Entwicklungsmöglichkeiten für eine bessere Zukunft. Wenn der Betrieb seine Qualitätsvorstellungen nicht aufgeben möchte, müssen die Löhne niedrig gehalten werden. Das raubt dem Zahntechniker-Handwerk jegliche Attraktivität gegenüber anderen Handwerken. Schon jetzt hinken Dentalbetriebe in der Entlohnung ihrer Leistungen hinter dem Durchschnitt anderer Handwerksberufe hinterher.

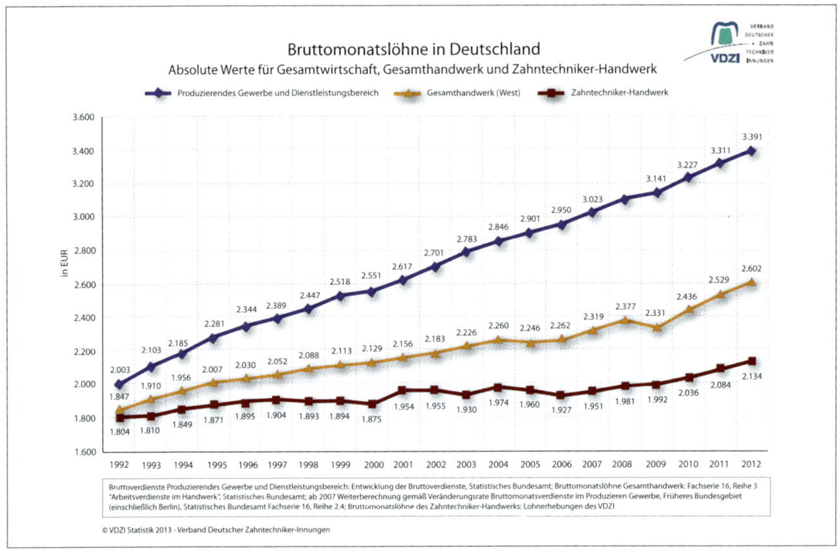

Quelle: VDZI Statistik

Die Abkopplung der Preissteigerungen innerhalb des BEL II von der allgemeinen Kostenentwicklung mit der Anbindung an die Lohnsummenveränderungsrate hat fatale Folgen, weil dadurch betriebswirtschaftliche Marktregeln auf den Kopf gestellt werden. Hier heißt es nicht mehr „über die Kosten wird ein auskömmlicher Preis ermittelt", sondern „die Kosten müssen dem vorgegebenen Preis angepasst werden". Das Anpassen der Kosten funktioniert aber nur so lange, wie der Preis ein gewisses Niveau nicht unterschreitet und nur über einen kurzen, überschaubaren Zeitraum. Ein langfristig zu niedriger Preis ruiniert ein Handwerk oder fügt ihm dauerhaften Schaden zu. Ein langfristig nicht auskömmliches Preisniveau führt in einem personalintensiven Handwerk zu Lohnverfall und macht damit das Handwerk für nachkommende Generationen unattraktiv. Talentierte junge Menschen schreckt eine gegenüber anderen Handwerksbetrieben niedrige Ausbildungsvergütung nicht unbedingt ab, weil es hier um einen überschaubaren Zeitraum geht, wohl aber, wenn die Verdienstaussichten im erlernten Beruf mittel- bzw. langfristig nicht ausreichen, um persönliche Bedürfnisse zu befriedigen, einen zufriedenstellenden Lebensstandard zu erreichen und eventuell eine Familie zu ernähren. Um das Zahntechniker-Handwerk wieder attraktiv zu machen, muss das Preisniveau wieder auf einen Stand gebracht werden, der es dem Unternehmer erlaubt, leistungs- und zeitgerechte Löhne zu zahlen.

Rückkalkulation

Die Rückkalkulation ist keine Kalkulation im Sinne der Nachkalkulation. Die Rückkalkulation beschäftigt sich vielmehr damit, aus Preisen für die Leistungen und den Umsätzen der Mitarbeiter notwendige Rückschlüsse auf den Zeitaufwand für die Erstellung einer Leistung, den notwendigen Personaleinsatz bzw. der Kosten zu bekommen. Dies kann zur Bewertung der Arbeitsleistung von Mitarbeitern dienen oder Rückschlüsse auf den Fertigungslohn bei Personen geben, die auch mit leitenden bzw. fertigungsfremden Aufgaben betraut sind. Da für jeden Mitarbeiter ein individueller Stundenverrechnungssatz ermittelt wurde, können über diesen mittels einer Rückkalkulation Daten seiner Produktivität errechnet werden. In der Zeit, in der ein Mitarbeiter dem Betrieb zur Verfügung steht, sollte er für diesen auch produktiv tätig sein. Diese produktive Tätigkeit sollte nicht gefühlsmäßig sondern mit vorhandenen Daten bewertet werden. Nur weil jemand ständig Überstunden macht und er anscheinend viel Arbeit auf seinem Platz hat, ist er noch lange nicht für den Betrieb effektiv tätig. Hier ist das Verhältnis zwischen der erwirtschafteten Leistung und der dafür benötigten Zeit zu betrachten. Gleichzeitig kann über die Rückkalkulation des Umsatzes auch das Aufspalten des Gehaltes von leitenden Personen des Betriebes in die Kostenstellen Fertigungslohn und Gehalt errechnet werden. Somit kann bei diesen Personen dann die Arbeitszeit in einen produktiven und einen produktionsbegleitenden Anteil geteilt werden.

Dies ist insofern die sicherste Methode der Festlegung der Anteile, weil hier von den realen Zahlen des Vorjahres ausgegangen wird und es sich nicht um eine persönliche Einschätzung der betroffenen Personen handelt. Persönliche Einschätzungen in Bezug auf die eigene produktive Arbeitszeit sind nur dann sicher, wenn über einen längeren Zeitraum, viertel- oder halbjährlich, schriftliche Aufzeichnungen über die Anteile der produktiven und produktionsbegleitenden Zeiten erstellt werden. Da dieser Weg der Aufzeichnung dem Führen eines Fahrtenbuches sehr nahe kommt, was von vielen Beteiligten nur sehr ungern gemacht wird, ist der Weg über den Vorjahresumsatz einfacher. Voraussetzung ist allerdings das Vorhandensein entsprechender Daten.
Am nachfolgenden Beispiel soll der Berechnungsweg über den Vorjahresumsatz dargestellt werden. Die benötigten Daten können bei fast allen zahntechnischen Abrechnungsprogrammen aus den Statistiken entnommen werden. Auch hier kann der Weg über die Zuschlagskalkulation genutzt werden.

Fertigungslohnberechnung:
Zahntechnikermeister Klaus Meister
Fertigungslohn pro Monat = ?
Vorjahresumsatz = 49.766,40 €

= SELBSTKOSTEN	**100 %**	**? €**
+ WAGNISAUFSCHLAG IN % DER SELBSTKOSTEN 5%	↑	________
+ GEWINNAUFSCHLAG IN % DER SELBSTKOSTEN 30%		________
= JAHRESUMSATZ	**135 %**	**49.766,40 €**

$$\frac{\text{Jahresumsatz} \times 100\,\%}{135\,\%} = \text{Selbstkosten}$$

$$\frac{49766{,}40\,€ \times 100\,\%}{135\,\%} = 36.864\,€$$

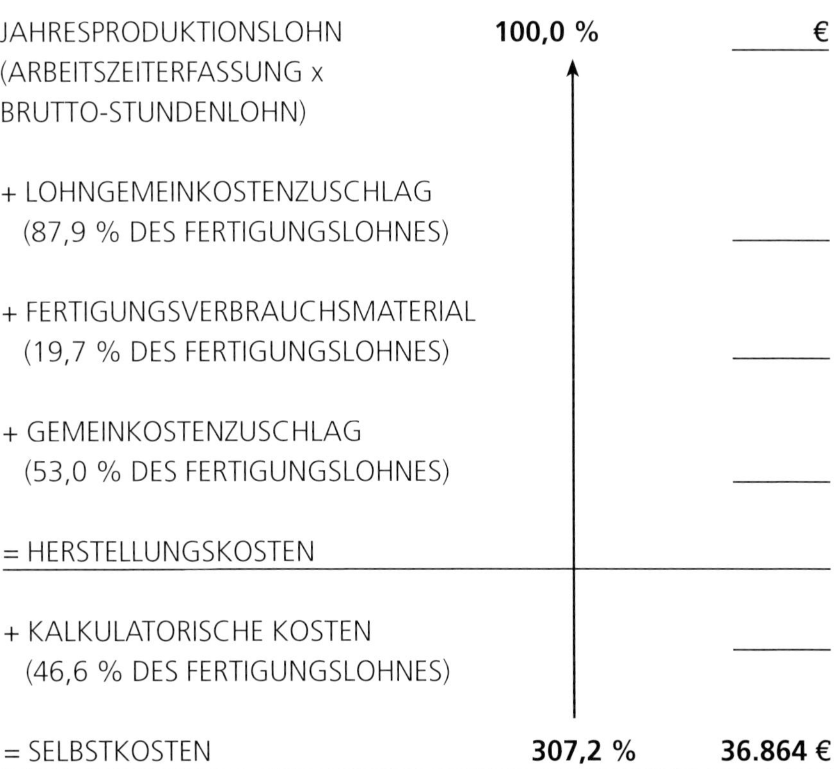

JAHRESPRODUKTIONSLOHN (ARBEITSZEITERFASSUNG x BRUTTO-STUNDENLOHN)	**100,0 %**	**€**
+ LOHNGEMEINKOSTENZUSCHLAG (87,9 % DES FERTIGUNGSLOHNES)		
+ FERTIGUNGSVERBRAUCHSMATERIAL (19,7 % DES FERTIGUNGSLOHNES)		
+ GEMEINKOSTENZUSCHLAG (53,0 % DES FERTIGUNGSLOHNES)		
= HERSTELLUNGSKOSTEN		
+ KALKULATORISCHE KOSTEN (46,6 % DES FERTIGUNGSLOHNES)		
= SELBSTKOSTEN	**307,2 %**	**36.864 €**

$$\frac{\text{Selbstkosten} \times 100\,\%}{307{,}2\,\%} = \text{Jahresproduktionslohn}$$

$$\frac{36.864\,€ \times 100\,\%}{307{,}2\,\%} = 12.000\,€$$

$$\frac{\text{Jahresproduktionslohn}}{\text{Monate / Jahr}} = \text{Produktiver Anteil des Bruttolohnes pro Monat}$$

$$\frac{12.000\ €}{12\ \text{Mon.}} = 1.000\ €\ \text{pro Monat}$$

Der produktive Anteil des Bruttomonatslohnes des Zahntechnikermeisters Klaus Meister beträgt 1.000 €. Sein Geschäftsführergehalt, das er monatlich von der GmbH bezieht, beträgt 4.000 €. Somit ist 1/4 seines Gehaltes als Fertigungslohn anzusetzen und 3/4 sind unter Gehälter zu buchen. Bei Zugrundelegung einer täglichen Arbeitszeit von 8 Stunden sind somit 2 Stunden der direkten Fertigung und 6 Stunden dem produktionsbegleitenden Arbeiten zuzuordnen.

Die Zuschlagskalkulation bietet vielfältige Berechnungsmöglichkeiten, wenn der Anwender in der Lage ist, die Nomenklatur der jeweiligen Berechnung anzupassen und die entsprechenden Zahlen an der richtigen Stelle einzusetzen. Das Umsetzen und die geistige Beweglichkeit innerhalb der Zuschlagskalkulation muss als Mindestanforderung an die Ausbildung heutiger Zahntechnikermeister und -meisterinnen verstanden werden.

Am nächsten Beispiel soll ein Weg für die Bewertung der Produktivität eines Mitarbeiters aufgezeigt werden:

Zahntechniker Oliver Bester
Stundenverrechnungssatz = 71,83 €
Monatsumsatz = 9.800 €

$$\textbf{Produktive Stunden} = \frac{\text{Monatsumsatz}}{\text{Stundenverrechnungssatz}}$$

$$\frac{9.800\ €}{74{,}83\ €\ /\ \text{Std.}} = 130{,}96 \text{ produktive Stunden}$$

Für den erbrachten Umsatz hätte demnach eine Arbeitszeit von rund 131 Stunden eingesetzt werden dürfen. Da jedoch am Monatsende oftmals nicht die gesamte Arbeitsleistung abgerechnet werden kann, kommt es hier zu Überhängen, weil die Umsatzzahlen aus den Statistiken des Abrechnungsprogrammes, das auf die bereits geschriebenen Rechnungen zurückgreift, generiert werden. Diese Überhänge sind in ihrer Höhe sehr variabel. Daher ist es sinnvoller, mit dem Jahresumsatz zu rechnen. Erfahrungsgemäß kommt es hier kaum zu Überhängen.

Zahntechniker Oliver Bester
Stundenverrechnungssatz = 74,83 €
Jahresumsatz = 119.800 €

$$\textbf{Produktive Stunden} = \frac{\textbf{Monatsumsatz}}{\textbf{Stundenverrechnungsatz}}$$

$$\frac{119.800\ €}{74{,}83\ €\ /\ \text{Std.}} = 1.600{,}96 \text{ produktive Stunden}$$

Der erbrachte Jahresumsatz entsprach einer produktiven Leistung von 1.601 Jahresarbeitsstunden. Wie sind diese Stunden als Leistung zu bewerten? Sie sind mit den tatsächlich gearbeiteten Stunden zu vergleichen, um zu sehen, ob mehr oder weniger Stunden aufgelaufen sind. Zu beachten ist dabei, dass die Berechnungen mit einem Wagnis von 5 % und einem Gewinn von 30 % im Stundenverrechnungssatz kalkuliert wurden. Mehr oder weniger tatsächlich geleistete Stunden spiegeln nur das Verhältnis zu diesem Wert wider. Um die Grundlagen der kalkulierten Preise zu verbessern und eine exaktere Aussage über die Produktivität von Mitarbeitern zu bekommen, ist es notwendig,

Berechnungen bis hinunter zu den Selbstkosten und mit verschiedenen Gewinnzuschlägen durchzuführen. Dadurch ergeben sich verschiedene Stundenverrechnungssätze für einen Mitarbeiter oder eine Mitarbeiterin, die für weiterführende Berechnungen herangezogen werden können.

Zahntechniker Oliver Bester
Stundenverrechnungssatz = 74,83 € (Wagnis 5 % / Gewinn 30 %)

Als Erstes sollte der Selbstkosten-Stundenverrechnungssatz ermittelt werden. Ist dieser vorhanden, kann aus diesem ein Stundenverrechnungssatz mit 10 % und 20 % Gewinn errechnet werden. Der Wagnisaufschlag bleibt bei allen Berechnungen mit 5 % gleich. Eine weitere Aufspaltung des Gewinns hat wirtschaftlich betrachtet keinen Sinn.

= SELBSTKOSTEN	**100 %**	**? €**
+ WAGNISAUFSCHLAG IN % DER SELBSTKOSTEN 5%	↑	______
+ GEWINNAUFSCHLAG IN % DER SELBSTKOSTEN 30%	↑	______
= STUNDENVERRECHNUNGSSATZ	**135 %**	**74,83 €**

$$\frac{\text{Stundenverrechnungssatz} \times 100\,\%}{135\,\%} = \text{Selbstkosten}$$

$$\frac{74{,}83\,€ \times 100\,\%}{135\,\%} = 55{,}43\,€$$

Der Selbstkosten-Stundenverrechnungssatz des Zahntechnikers Oliver Bester beträgt 55,43 €. Aus den Selbstkosten können nun die Stundenverrechnungssätze für die Gewinngrößen 10 % und 20 % generiert werden.

Stundenverrechnungssatz mit 5 % Wagnis und 10 % Gewinn:

$$\frac{55{,}43\ € \times 115\ \%}{100\ \%} = 63{,}74\ €$$

Stundenverrechnungssatz mit 5 % Wagnis und 20 % Gewinn:

$$\frac{55{,}43\ € \times 125\ \%}{100\ \%} = 69{,}29\ €$$

Für die Stundenverrechnungssätze des Zahntechnikers Oliver Bester ergibt sich folgendes Bild:

Selbstkosten	**5 % / 10 %**	**5 % / 20 %**	**5 % / 30 %**
55,43 €	**63,74 €**	**69,29 €**	**74,83 €**

Mit den so gewonnen Daten können verschiedene Preiskalkulationen durchgeführt werden, um auszuloten, welche Preisstrategie sinnvoll ist. Gleichzeitig sind die Stundenverrechnungssätze eine wertvolle Hilfe bei einer objektiven Bewertung der Produktivität des Mitarbeiters.

Zahntechniker Oliver Bester

Stundenverrechnungssatz Selbstkosten	=	55,43 €
Stundenverrechnungssatz Mittel 1	=	63,74 €
Stundenverrechnungssatz Mittel 2	=	69,29 €
Stundenverrechnungssatz Maximum	=	74,83 €
Jahresumsatz	=	119.800 €

$$\text{Produktive Stunden} = \frac{\text{Jahresumsatz}}{\text{Stundenverrechnungssatz}}$$

$$\frac{119.800\ €}{55{,}43\ €\ /\ \text{Std.}} = 2.161{,}28 \text{ produktive Stunden}$$

$$\frac{119.800\ €}{63{,}74\ €\ /\ \text{Std.}} = 1.879{,}51 \text{ produktive Stunden}$$

$$\frac{119.800\ €}{69{,}29\ €\ /\ \text{Std.}} = 1.728{,}97 \text{ produktive Stunden}$$

$$\frac{119.800\ €}{74{,}83\ €\ /\ \text{Std.}} = 1.600{,}96 \text{ produktive Stunden}$$

Marge	Selbstkosten	Mittel 1	Mittel 2	Maximum
Stundensatz	55,43 €	63,74 €	69,29 €	74,83 €
Jahresumsatz	119.800 €	119.800 €	119.800 €	119.800 €
Produktive Stunden	2.161,28 Std.	1.879,52 Std.	1.728,97 Std.	1.600,96 Std.

Durch die so dargestellten Werte können jetzt objektive Aussagen über die Arbeitsleistung bzw. die Produktivität des Mitarbeiters gemacht werden. Ein Soll-Ist-Vergleich macht hier deutlich, wie effektiv der Mitarbeiter für die Firma gearbeitet hat. Zu berücksichtigen ist dabei, welcher Stundenverrechnungssatz bei der Preiskalkulation zugrunde gelegt wurde, ob die sich dadurch ergebenden Zeitwerte für den Mitarbeiter realistisch sind und welcher prozentuale Anteil des Umsatzes innerhalb des BEL II und im privaten Preissegment erbracht wurde. Bei einem sehr hohen Anteil an BEL II-Leistungen kann die Produktivität auch unterhalb der Selbstkosten liegen.

Ein Mitarbeiter kann nur dann produktiv im Sinne des Betriebes sein, wenn ihm eine ausreichende Menge an Arbeit zur Verfügung gestellt wird und diese auch mit einem wirtschaftlich realistischen Preis abgerechnet wird. Gleichzeitig muss das Verständnis des Mitarbeiters für eine dem schwankenden Produktionsaufkommen entsprechende Arbeitszeitgliederung geweckt und gefördert werden. Arbeitnehmerrechte und soziale Aspekte sollten hierbei unbedingt Berücksichtigung finden.

BEB 97 / 2004

BEB = Bundeseinheitliche Benennungsliste

Unter der Leitung von Zahntechnikermeister Gerhard Lippitsch aus Oldenburg wurden 1958 die zahntechnischen Leistungen definiert. Diese Leistungsbeschreibung war wesentliche Basis für die Schaffung einer Bundeseinheitlichen Benennungsliste für zahntechnische Leistungen. Anfang der 70er-Jahre wurde im Auftrag des VDZI ein transparentes Leistungsverzeichnis für die Abrechnung zahntechnischer Leistungen erstellt. Am 15.12.1972 wurde es vom VDZI unter dem Präsidenten Klaus Kanter als „Bundeseinheitliche Benennungsliste" (BEB) mit 335 Leistungspositionen veröffentlicht. Dadurch sollte eine Auflösung der weitverbreiteten Komplexpositionen in der Abrechnung im zahntechnischen Labor ermöglicht werden, um eine größtmögliche Transparenz für die Leistungsbezieher und Krankenkassen zu schaffen. Erste überarbeitete Auflagen erschienen in den Jahren 1975 und 1978. 1990 erfolgte eine grundlegende Überarbeitung der Systematik der Nomenklatur und in den Folgejahren Anpassungen an neue Technologien sowie die Umbenennung von Arbeitsprozessen hin zu Medizinprodukten. 2004 war die BEB ein Leistungsverzeichnis mit 776 Positionen. Seit Verabschiedung des BEL durch Zahnärzte und Krankenkassen am 29.10.1982 – die Zahntechniker wurden nur ins Benehmen gesetzt – als Grundlage der Abrechnung innerhalb der GKV, wurde die BEB ein Leistungsverzeichnis für die Abrechnung mit der Privaten Krankenversicherung (PKV). Mit Einführung des befundorientierten Festzuschusssystems dient die BEB als Ergänzung der Abrechnung bei gleichartigem Zahnersatz und als Grundlage für die Abrechnung von andersartigem Zahnersatz. „Mit der in der Bundeseinheitlichen Benennungsliste gewählten Systematik der prozessorientierten Einzelleistungen ist sichergestellt, dass die unterschiedlichsten gesetzlichen, fachlichen und betriebswirtschaftlichen Anforderungen an die interne und externe Leistungsdokumentation und das Labormanagement beim Medizinprodukt erfüllt werden können."[26]

Systematik der BEB

- Die BEB-Liste ist in 10 Hauptgruppen unterteilt (0-9).
- Die Hauptgruppe 9 ist den Materialien vorbehalten.
- Die Hauptgruppen sind wiederum in Untergruppen unterteilt.
- Die Nummerierung ist ein System von 4 Stellen.
- Jede Leistungsposition besteht aus der Positionsnummer, der Bezeichnung, dem Berechnungshinweis, der Leistungsbeschreibung und der Planzeit.

Beispiel:
Positionsnummer: 0002
Bezeichnung: Modell aus Superhartgips
Berechnungshinweis: Alle Arten von Arbeits- oder Gegenbissmodellen. Je Modell berechenbar. Die Abrechenbarkeit ist nicht abhängig von der Zahl der ange lieferten Abdrücke.

Leistungsbeschreibung: Unter Vakuum angerührt; einschließlich bearbeiten und trimmen.

[26] Betriebswirtschaftliche Schriftenreihe des VDZI Nr. 29

Planzeit: 12 Minuten (Die Planzeit gilt immer zuzüglich Rüst- und Verteilzeit).

Die Hauptgruppen:

- Gruppe 0: Arbeitsvorbereitung/Modellherstellung
- Gruppe 1: Arbeitsvorbereitung/Individuelle Hilfsmittel
- Gruppe 2: Festsitzender Zahnersatz
- Gruppe 3: Verbindungselemente
- Gruppe 4: Herausnehmbarer Zahnersatz aus Metall
- Gruppe 5: Metallverbindungen u. Oberflächenbeschichtung
- Gruppe 6: Herausnehmbarer Zahnersatz aus Kunststoff
- Gruppe 7: KFO-Geräte/Schienen/Defektversorgung
- Gruppe 8: Instandsetzung Zahnersatz/KFO/Schienen
- Gruppe 9: Materialien

Planzeiten der BEB

„Die Planzeiten sind das Ergebnis aufwändiger arbeitswissenschaftlicher Ermittlungsstudien der Fertigungszeiten. Dabei werden die arbeitswissenschaftlichen Methoden der REFA-Methodenlehre angewendet, also Standardverfahren, wie sie in der Industrie und im Handwerk vorherrschend sind und vom REFA-Bundesverband e. V., dem Verband für Arbeitsgestaltung, Betriebsorganisation und Unternehmensentwicklung e. V. regelmäßig veröffentlicht werden. Daher bedarf es der Prüfung und Fortschreibung auf arbeitswissenschaftlicher Grundlage. Die in aufwändigen Basisstudien ermittelten Planzeiten werden in erforderlichen Abständen von einem Expertengremium daraufhin überprüft, ob sie aufgrund von Veränderungen der Fertigungsprozesse oder deren Einflussgrößen neu festzulegen sind. Dieses Expertengremium besteht aus Experten der Arbeitsgruppe Betriebswirtschaft und der Arbeitsgruppe neue Techniken und Umweltschutz des Verbandes Deutscher Zahntechniker-Innungen und weiteren Laborinhabern, die neue Zeiterfassungen verarbeiten.

Die arbeitswissenschaftliche Methodenkompetenz und Methodensicherheit wird jeweils durch einen REFA-Ingenieur garantiert."[27]

- Bei den Planzeiten handelt es sich um gemittelte Werte.
- Innerhalb verschiedener Labore können Abweichungen der Planzeiten in geringem Umfang auftreten.
- Die Planzeiten sind Nettozeiten!
- Die Rüst- und Verteilzeit muss auf die Planzeiten aufgeschlagen werden!

Die Planzeiten können durch eigene Planzeiten ersetzt werden, die durch eigene Messungen im Betrieb gewonnen wurden. Die Messung sollte gut dokumentiert werden. Leistungspositionen ohne Planzeitenvorgabe werden nach Aufwand berechnet oder mit einer eigenen Planzeit unterlegt. Wichtig ist auch hier der Aufschlag der Rüst- und Verteilzeit auf die Planzeit.

Die Handhabung der BEB soll am Beispiel der Herstellung einer Vollgusskrone dargestellt werden. Hierbei wird unterschieden in grundsätzliche Abrechnungspositionen (in Anlehnung an die BEL II), fakultative Abrechnungspositionen und gnathologische Abrechnungspositionen.

Grundsätzliche Abrechnungspositionen:

0002 Modell aus Superhartgips	1x 15 Min.	15 Min.
0007 Kontrollmodell	1x 8 Min.	8 Min.
0021 Modell für Sägesegmente	1x 18 Min.	18 Min.
0104 Stumpf aus Superhartgips	1x 8 Min.	8 Min.

[27] Betriebswirtschaftliche Schriftenreihe des VDZI Nr. 29

0216 Stumpf vorbereiten	1x	5 Min.	5 Min.
0402 Modellmontage im Mittelwertartikulator	1x	15 Min.	15 Min.
0408 Montage eines Gegenkiefermodells	1x	10 Min.	10 Min.
2102 Krone, gegossen, nach Stufenpräparation	1x	89 Min.	89 Min.
2922 Krone aufpassen	1x	10 Min.	10 Min.
		Gesamtzeit :	178 Min.

Die angegebenen Zeiten gelten inklusive Rüst- und Verteilzeit.

Auf den Ansatz der Versandkosten wurde in diesem Beispiel bewusst verzichtet, da sie für jede Arbeit obligatorisch sind und nicht durch einen Zeitwert erfasst werden können, sondern einen außerordentlichen Aufwand darstellen. Sie sind abhängig von der Entfernung des Auftraggebers zum Fertigungsstandort und den individuellen Kosten für Fahrzeug und Fahrer sowie den Energiekosten.

Fakultative Abrechnungspositionen:

0103 Modellsegment	6 Min.
0212 Dowel-Pin setzen	3 Min.
0213 Ausblocken eines Stumpfes	4 Min.
0217 Stumpf unter Mikroskop vorbereiten	10 Min. / - 5 Min. = 5 Min.
0253 Split-Cast-Sockel an Modell	19 Min.
0704 Depotführung, Legierung	6 Min.
0732 Desinfektion	8 Min.
2914 Sphärischer Kontakt (2x)	10 Min.
2917 Lösungsknopf für Krone oder Inlay	3 Min.
Gesamtzeit:	64 Min.

Die Position „0217 Stumpf unter Mikroskop vorbereiten" ist eine alternative Position zur „0216 Stumpf vorbereiten". Wenn also die 0217 in Ansatz gebracht wird, entfällt die Position 0216. Daher wurde die Position 0217 um den Zeitwert der Position 0216 gekürzt, um bei der Zusammenführung der Gesamtzeiten einen genauen Wert zu erhalten.

Gnathologische Abrechnungspositionen:

0404	Modellmontage in individuellen Artikulator	16 Min.
0511	Mehraufwand für Einstellen nach Zentrikregistrat	10 Min.
0521	Auswerten eines Registrates	8 Min.
0813	Modellanalyse für Gnathologie	48 Min.
1121	Spezialbissplatte	23 Min.
2801	Kaufläche nach gnathologischen Kriterien in Metall	28 Min.
	Gesamtzeit:	133 Min.

Aus der Zusammenführung der Zeitwerte ergibt sich folgendes Bild:

- Basiszeit	=	178 Min.
- Fakultative Zeit	=	64 Min.
- Gnathologische Zeit	=	133 Min.
- Möglicher Zeitaufwand	=	375 Min.

Basiszeit, fakultative Zeit, gnathologische Zeit... – irgendwo zwischen all diesen Zeiten findet jedes Labor seinen Abrechnungsbereich. Wichtig ist jedoch, dass nicht erst die Gesamtzeit einer Arbeit ermittelt wird, um sie dann mit einem Stundenverrechnungssatz zu multiplizieren, sondern dass die Einzelpositionen kalkuliert werden und sich dadurch der Gesamtpreis ergibt. Jede Position ist einer Hauptgruppe zugeordnet, und über diese lässt sie sich einer Abteilung zuordnen. Die dort angesetzten Stundenverrechnungssätze bilden die Grundlage für die Kalkulation der Einzelposition. Diese Kalkulation soll am Beispiel der Position „2612 Mehrflächige Verblendung aus Keramik" dargestellt werden. Die Daten der Keramikabteilung des Musterbetriebes sehen wie folgt aus:

Stundenverrechnungssätze

Abteilung	vorher	nachher	anwendbar	Mitarbeiter
Keramik	93,07 €	84,46 €	93,07 €	99,80 €

Kalkuliert werden sollen die drei Werte „nachher", „anwendbar" und Mitarbeiter. Da die Werte „vorher" und „anwendbar" identisch sind, reicht in diesem Fall eine Berechnung. Zur besseren Verarbeitung der Daten werden die Stundenverrechnungssätze in Minutenverrechnungssätze umgewandelt.

$$\frac{\text{Stundenverrechnungssatz}}{60} = \text{Minutenverrechnungssatz}$$

$$\frac{84{,}46\text{ €}}{60} = 1{,}41\text{ €}$$

$$\frac{93{,}07\text{ €}}{60} = 1{,}55\text{ €}$$

$$\frac{99{,}80\text{ €}}{60} = 1{,}66\text{ €}$$

Minutenverrechnungssätze

Abteilung	vorher	nachher	anwendbar	Mitarbeiter
Keramik	1,55 €	1,41 €	1,55 €	1,66 €

2612 „ Mehrflächige Verblendung aus Keramik"
Zeitwert laut BEB: 76 Minuten
Verrechnung Rüst- und Verteilzeit (25 %):

$$\frac{76 \text{ Minuten} \times 125\ \%}{100\%} = 95 \text{ Minuten}$$

Der Zeitwert für die Position 2612 beträgt 95 Minuten.
1,41 €/Min. x 95 Min. = 133,95 €
1,55 €/Min. x 95 Min. = 147,25 €
1,66 €/Min. x 95 Min. = 157,70 €

Somit ergäbe sich ein Verkaufspreis von 133,95 € über 147,25 € bis zu 157,70 € zuzüglich der gesetzlichen Mehrwertsteuer. Wo soll der Verkaufspreis angesetzt werden? Welcher Verkaufspreis ist am Markt zu erzielen?
Wichtig ist, dass der Markt beobachtet wird, um die Höhe der einzelnen Preise richtig einzuschätzen. Dabei ist es unerlässlich, sich die Preisstruktur der Mitbewerber anzuschauen, um die eigene Position besser beurteilen zu können. Ein höherer Preis ergibt sich entweder aus den höheren Kosten gegenüber anderen Anbietern oder aus einer besseren Qualität der im eigenen Betrieb gefertigten Arbeiten. Ein realistischer Vergleich kann nur mit Unternehmen betrieben werden, die unter gleichen Bedingungen produzieren. Ein Vergleich mit Anbietern aus zahntechnischen Entwicklungsländern und Handelsgesell-

schaften für Auslandszahnersatz ist unrealistisch, weil die Kosten der Fertigung in keiner Weise vergleichbar sind. Hier ist nur auf die Qualität der gefertigten Arbeiten zu verweisen. Die Laboratorien mit inländischer Fertigung müssen ihren Kunden gegenüber die höhere Qualität ihrer Arbeiten deutlich herausstellen, damit diese gegenüber den Patienten nachweislich dargestellt werden kann. Nur wer von der Qualität der fertigen Versorgung überzeugt ist, akzeptiert den Preis dafür und kann ihn gegenüber Dritten jederzeit vertreten. Sollte es derzeit nur möglich sein, einen Preis von 133,95 € am Markt zu bekommen, muss es das Ziel sein, ihn mittelfristig auf 147,25 € und langfristig auf 157,70 € zu bringen. Wie sieht es aus, wenn sich aufgrund schlechter Marktbedingungen nur ein Verkaufspreis von 100 € zzgl. MwSt. realisieren lässt? Dann ist es notwendig, für alle Mitarbeiter, die keramische Verblendungen fertigen, zu prüfen, welche individuellen Zeitwerte, ähnlich wie beim BEL II, sich aus ihren Bruttolöhnen ergeben. Über die dort ermittelten Werte kann der Unternehmer erkennen, ob die von ihm vorgegebene Qualität der Verblendung von den Mitarbeitern noch geliefert werden kann.

Keramik (siehe S. 92):

Mitarbeiter	E. Fichte	A. Schiller	O. Bester	H. Müller	P. Labor	R. Wenzel
Stundenv.	86,34 €	99,80 €	74,83 €	69,07 €	115,12 €	61,59 €
Minutenv.	1,44 €	1,66 €	1,25 €	1,15 €	1,92 €	1,03 €

$$\text{Individuelle Zeitwert in Min.} = \frac{\text{Verkaufspreis}}{\text{Minutenverrechnungssatz}}$$

$$\frac{100\ €}{1{,}44\ €} = 69{,}4\ \text{Min.}$$

$$\frac{100\,€}{1{,}66\,€} = 60{,}2 \text{ Min.}$$

$$\frac{100\,€}{1{,}25\,€} = 80{,}0 \text{ Min.}$$

$$\frac{100\,€}{1{,}15\,€} = 87{,}0 \text{ Min.}$$

$$\frac{100\,€}{1{,}92\,€} = 52{,}1 \text{ Min.}$$

$$\frac{100\,€}{1{,}03\,€} = 97{,}1 \text{ Min.}$$

Mitarbeiter	E. Fichte	A. Schiller	O. Bester	H. Müller	P. Labor	R. Wenzel
Stundenv.	86,34 €	99,80 €	74,83 €	69,07 €	115,12 €	61,59 €
Minutenv.	1,44 €	1,66 €	1,25 €	1,15 €	1,92 €	1,03 €
Zeitwert	69,4 Min.	60,2 Min.	80 Min.	87 Min.	52,1 Min.	97,1 Min.

Je höher der Bruttolohn desto geringer der individuelle Zeitwert für die Position 2612 „Mehrflächige Verblendung Keramik". Die Technikerin Regina Wenzel liegt aufgrund ihres Bruttolohnes und den sich daraus ergebenden Zahlen für den Stundenverrechnungssatz mit einer Zeit von rund 97 Minuten gering über der Vorgabezeit. Hier passt der Preis.

Helga Müller kommt mit 87 Minuten fast auf die Vorgabezeit. Alfred Schiller hat es mit rund 60 Minuten schon wesentlich schwerer, während der Zahntechnikermeister Peter Labor aufgrund seiner Zahlen mit einer Vorgabezeit von 52 Minuten nur etwas mehr als die Hälfte der eigentlich gedachten Zeit bekommt. Ist das noch realistisch? Von der benötigten Menge an Verblendungen her betrachtet, werden die ersten Probleme für den Unternehmer erkennbar.

$$\text{Benötigte Menge} = \frac{\text{Tagesarbeitszeit}}{\text{Zeitwert}}$$

$$\frac{480\ \text{Min.}}{95\ \text{Min.}} = 5{,}05\ \text{Einheiten}$$

$$\frac{480\ \text{Min.}}{60{,}2\ \text{Min.}} = 7{,}97\ \text{Einheiten}$$

$$\frac{480\ \text{Min.}}{52{,}1\ \text{Min.}} = 9{,}21\ \text{Einheiten}$$

2612 „Mehrflächige Verblendung Keramik“

Mitarbeiter	E. Fichte	A. Schiller	O. Bester	H. Müller	P. Labor	R. Wenzel
Stundenv.	86,34 €	99,80 €	74,83 €	69,07 €	115,12 €	61,59 €
Minutenv.	1,44 €	1,66 €	1,25 €	1,15 €	1,92 €	1,03 €
Zeitwert	69,4 Min.	60,2 Min.	80 Min.	87 Min.	52,1 Min.	97,1 Min.
Einheiten	6,92	7,97	6	5,51	9.21	4,94

Je geringer der Verkaufspreis ist, desto kleiner ist der individuelle Zeitwert und umso größer ist die Menge der benötigten Verblendungen, um die Umsatzvorgaben der betriebsspezifischen Kalkulation zu erfüllen. Hier geht die Fertigung dann den Weg von der Qualität zur Quantität, und der Mitarbeiter oder die Mitarbeiterin bleibt auf der Strecke. Die Abhängigkeit einer Firma von einem bestimmten Umsatzvolumen wird umso größer, je enger der Preis kalkuliert werden muss und die damit verbundene Produktionszeit immer geringer wird. Es entsteht ständiger Stress, Freude an der Arbeit geht verloren und ein Verlust an Lebensqualität ist die Folge. Es ist die Aufgabe des Betriebes bzw. des Unternehmers, Grundlagen zu schaffen, die den Mitarbeitern ein kreatives Denken und Handeln im Sinne der Firma ermöglichen, um sich mit den Arbeiten und Aufgaben zu identifizieren und so zu einem Gewinn für das Unternehmen zu werden.

BEB Zahntechnik®

Im Jahr 2001 wurde vom VDZI für das Zahntechniker-Handwerk die Entscheidung getroffen, für die Arbeitszeitwirtschaft die REFA-Methodik einzuführen. Dies wurde durch die tief greifende Weiterentwicklung innovativer und verbesserter Techniken sowie die Erschließung und Entwicklung neuer bioverträglicher Materialien in Verbindung mit der Implementierung neuer zahntechnisch-handwerklicher Verarbeitungsmethoden im CAD/CAM-Verfahren notwendig. Dabei ergab sich für den VDZI im Jahr 2003 folgender Sachstand für die BEB:

- 776 Positionen in der BEB
- neue Techniken fehlen oder sind nur teilweise erfasst
- Implantologie unzureichend dargestellt
- Bezeichnungen, die einer arbeitswissenschaftlichen Betrachtung nicht genügen
- Leistungsbeschreibungen unvollständig
- Veraltete oder keine Planzeiten

- BEB bot aus Sicht des VDZI keine gesicherte Kalkulationsgrundlage mehr
- Entgegenwirken – nur mit einem nachvollziehbaren Leistungsverzeichnis
- nur ein wissenschaftlich anerkannter, gesicherter Nachweis führt zu einem nach tatsächlichem Aufwand bewerteten Leistungsverzeichnis.

Die Analyse dieser Auflistung führte zu der Erkenntnis: Wir brauchen in Zukunft ein Leistungsverzeichnis, das:

1. der technologischen Entwicklung sowie der zeitgemäßen Verordnung gerecht wird,
2. dem massiven Druck von Kassen und Politik mit transparenter und qualitätssichernder Leistungsdefinition standhält,
3. seinen Wert durch unabhängige, anerkannte arbeitswissenschaftliche Datenerfassung in der Methodik zu sichern,
4. die Stärkung der forensischen Sicherheit und die Stärkung der Partnerschaft mit dem Auftrag gebenden Zahnarzt in den Mittelpunkt rückt,
5. die Anwender in eine vorteilhafte Lage zu anderen Zahnersatzanbietern bringt,
6. die Abrechnung in zahnärztlichen und zahntechnischen Bereichen synchronisiert oder zumindest annähert.

Die BEB Zahntechnik® wurde ins Leben gerufen. Sie wurde unter Federführung der Arbeitsgruppe Betriebswirtschaft des VDZI und unter Hinzuziehung ausgewiesener Fachleute des Zahntechniker-Handwerks erstellt. Durch die Verknüpfung mit der REFA-methodischen Arbeitszeitwirtschaft und die dadurch bedingte professionelle Betreuung durch geschultes Fachpersonal ist ferner gewährleistet, dass die BEB Zahntechnik® stets auf dem aktuellen technischen und arbeitszeitwissenschaftlichen Stand ist.

„Die Dokumentation der Leistungen mit der BEB Zahntechnik® hilft gleichzeitig der Erfüllung der Anforderungen aus dem Medizinproduktegesetz, da alle zur Identifizierung des betreffenden Produktes notwendigen Daten und die spezifischen Merkmale des Produktes, die sich aus der betreffenden zahntechnischen Verordnung ergeben, erkennbar sind."[28]

Aufbau der BEB Zahntechnik®

- BEB-Nummer
- Leistungsbezeichnung
- Leistungsinhalt (Herstellungsbeschreibung)
- Anwendungshinweise
- VDZI-Planzeit

BEB-Nummer

- Die Leistungspositionen sind nunmehr 6-stellig. Die Leistungsposition mit der Endnummer --.0 ist unveränderlich beschrieben und stellt die Mindestanforderung an diese Leistungsposition dar. Nur für die Endnummer --.0 gibt es allgemeingültige, unveränderliche durchschnittliche Planzeiten. Die Endnummern --.1 bis --.8 ermöglichen es dem Betrieb, laborspezifische Leistungen zu beschreiben. Betriebsspezifische Verfahrensweisen, Zeiten oder Materialeinsätze können hier laborintern eingepflegt werden. Die Endnummer --.9 ist nicht freigegeben.

[28] Betriebswirtschaftliche Schriftenreihe des VDZI Nr. 29, 8. Ausgabe

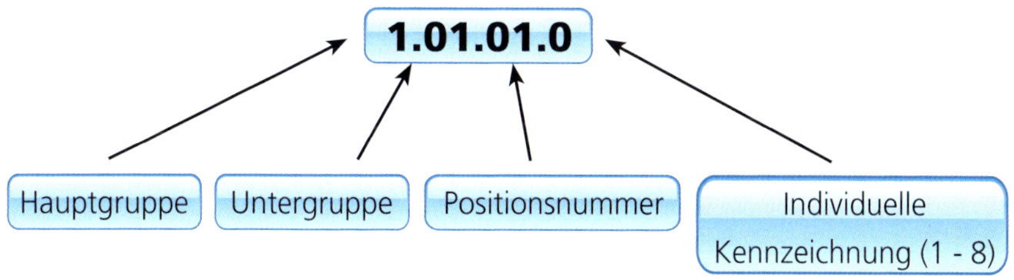

BEB-Nummer	Leistungsbezeichnung
1.01.01.0	Modell RA

Leistungsinhalt
Anmischen ohne Vakuum, Ausgießen, einfaches Trimmen, Versäubern, Qualitätskontrolle.

Anwendungshinweise:

Reparaturmodell einfach, anatomisches Modell für Löffel.
Planzeit: 11,78 Min.

Der Leistungsinhalt setzt sich aus den Arbeitskomplexen zusammen, die für die REFA-Zeitmessungen gebildet wurden:

Die Leistungspositionen sind nicht mehr nach verwendeten Materialien, einem Verwendungszweck oder nach Erfindernamen eingeteilt sondern nach vergleichbaren herstellungstechnischen Arbeitsschritten aus den Erkenntnissen der Arbeitszeitkomplexe der Zeitwirtschaft zusammengestellt worden.

Code	Bezeichnung
AV.001	Abformung vorbereiten
KONTROLL...	Arbeit analysieren
AV.048	Abformung beschneiden/bearbeiten, Reparatumodell
AV.071	Gips anrühren
AV.053	Gips auf Vibrator ausgießen
AV.055	Abdruck abziehen, Anatomische Abformung
AV.046	Modell aus Tray-Schale/Sockelformer entnehmen
KONTROLL...	Modell kontrollieren, ggf. korrigieren
AV.049	Abdrucklöffel reinigen
AV.002	Arbeitsgeräte reinigen

VDZI Grafik

Grundlage der Arbeitsprozessbeschreibungen ist die Qualitätssicherungsstudie des VDZI in der jeweils gültigen Fassung (zurzeit 2009).

Die BEB Zahntechnik® hat neun Hauptgruppen:
Gruppe 1. Arbeitsvorbereitung und Hilfsmittel
Gruppe 2. Festsitzender Zahnersatz/Kronen und Brücken
Verbindungselemente
Gruppe 3. Herausnehmbarer Zahnersatz aus Dental-Legierungen/
Metallbasen
Gruppe 4. Metallverbindungen/Oberflächenbeschichtungen/
Fügungen
Gruppe 5. Herausnehmbarer Zahnersatz aus Kunststoff/
Gruppe 6. Defektversorgung
Gruppe 7. KFO-Geräte/Schienen
Gruppe 8. Instandsetzung und Defektversorgung Zahnersatz /KFO-
Gruppe 9. Geräte/Schienen
Betriebsinterne Listung der verwendeten Materialien

Das soll die BEB Zahntechnik® leisten

- Präzise Beschreibung der tatsächlich erbrachten Einzelleistungen für die individuelle Patientenversorgung
- Effektive Kostenstellen- und Kostenträgerrechnung ermöglichen
- Grundlage für eine zeitaufwandgerechte und kostenorientierte Bewertung und Kalkulation der Leistungen

Die BEB Zahntechnik® ist ein versicherungsunabhängiges Leistungsverzeichnis, sie ist keine Preisliste. Sie ist die Grundlage für eine betriebsspezifische Kalkulation und Kostenrechnung, durch die eine betriebliche Preisliste für zahntechnische Leistungen erstellt wird. Die forensische Sicherheit der externen Zeitmessungen soll dabei in die Preisgestaltung einfließen. Somit könnte der VDZI gehalten sein, nicht nur die BEB Zahntechnik® als Leistungsverzeichnis zu publizieren sondern seinen Mitgliedern auch ein einheitliches, neues und gesichertes Kalkulationsverfahren zur Verfügung zu stellen. Alle Parameter, wie etwa neue beschriebene Arbeitsprozesse und Leistungsinhalte, die Auswirkung auf die Fertigung haben, müssen Berücksichtigung finden.

Für die Umsetzung der BEB Zahntechnik®, bzw. die Umstellung von der BEB 97/2004 auf die BEB Zahntechnik®, gilt es einige grundlegende Anforderungen zu beachten:

1. **Umsatz- und gewinnneutrale Umsetzung**
   Gleicher Umsatz bei gleichbleibender Laborleistung

2. **Preisneutrale Umsetzung**
   Forensisch sichere Preisgestaltung auf vorhandenem Niveau

3. **Überprüfung der Zeitmessungen**
   Im Hinblick auf die Auftragsart und die Qualität der Arbeit

4. **Verbesserung der Fertigungsbedingungen**
   „Der Mensch im Fokus", Handwerk mit Zukunft

5. **Konzeptsicherung gegenüber Privatversicherungen und zahnärztlichen Standesvertretern**
   Verstärkung der Akzeptanzbemühungen bei Versicherungen und KZBV

Umsatz- und gewinnneutrale Umsetzung

Gleicher Umsatz bei gleichbleibender Laborleistung: Alle Leistungen, die das Labor bisher erbracht hat und über seine Preisliste abrechnen konnte, müssen als Leistungen bzw. Leistungspositionen in der BEB Zahntechnik® auch weiterhin abgebildet sein. Wenn der bisherige Weg der Preiskalkulation in den Betrieben zu negativen Veränderungen des Umsatzgefüges führt, muss ein forensisch sicherer Weg durch den VDZI aufgezeigt werden, um dieses Defizit ausgleichen zu können. Die derzeitige Marktsituation der Betriebe im Zahntechniker-Handwerk ist ein Verdrängungswettbewerb mit starken Einflüssen durch Auslandszahnersatz und praxiseigener Fertigung. Es darf dem Unternehmer nicht suggeriert werden, er könne durch die BEB Zahntechnik® seine Betriebsabläufe neu und besser strukturieren, um das Auslastungspotenzial seiner Mitarbeiter zu steigern, wenn der Markt nur ein begrenztes Auftragsvolumen zur Verfügung stellt.

Preisneutrale Umsetzung

Forensisch sichere Preisgestaltung auf vorhandenem Niveau. Dieses ist wohl die schwierigste Aufgabe bei der Umsetzung der BEB Zahntechnik® in den Betrieben. Von einer Neuerung darf eine Verbesserung der vorhandenen Situation erwartet werden. Im Zahntechniker-Handwerk wird seit längerem eine nicht eingetretene Verschlechterung der Situation schon als Verbesserung gefeiert. Hier muss schnellstmöglich ein Umdenken stattfinden.

Preisneutral heißt: Für die gleiche Leistung, ob nun nach BEB 97/2004 kalkuliert oder nach BEB Zahntechnik®, soll zumindest der gleiche Preis erzielt werden. Basis der Kalkulation eines Preises ist immer die benötigte Arbeitszeit. Hier muss der erste Vergleich ansetzen. Am Bespiel der keramischen Verblendung soll es verdeutlicht werden.

BEB 97/2004

2612 „Mehrflächige Verblendung aus Keramik"

In der BEB Zahntechnik® ist diese Position in dieser Form nicht mehr so dominant für alle keramischen Verblendungen beschrieben. Je nach Art der der Gerüstherstellung gibt es jetzt eine diesem Komplex zugeordnete Verblendposition.

Metallgerüste:
2.03.07.0 „Vollverblendung Keramik".

Presskeramikgerüste:
2.04.06.0 „Vollverblendung für Presskeramik".

CAD/CAM-Gerüste:
2.11.01.0 „Vollverblendung auf Fräskeramik".

Galvanogerüste:
2.12.06.0 „Keramikverblendung für Galvanotechnik".

Das Aufspalten der Leistungspositionen soll einerseits für mehr Transparenz bei der Rechnungslegung sorgen und andererseits dem unterschiedlichen Arbeits- und Zeitaufwand bei der Ausführung der Verblendungen Rechnung tragen. Als Beispiel soll in diesem Fall auf die Verblendung eines Metallgerüstes abgezielt werden. Eine Gegenüberstellung beider Positionen mit entsprechenden Zeitwerten zeigt erste deutliche Unterschiede.

BEB 97/2004
2612 „Mehrflächige Verblendung aus Keramik"
Zeitwert: 76 Minuten

BEB Zahntechnik®
2.03.07.0 „Vollverblendung Keramik"
Zeitwert: 41,65 Minuten

Für die Herstellung der „Vollverblendung Keramik" muss die Position 1.17.01.0 „Handling Keramikbrände" herangezogen werden. Das Handling steht für die Vorbereitung, das Bestücken des Brenngutträgers, die Programmierung des Brennofens, das Einsetzen und die Entnahme des Brenngutes sowie die Kontrolle der Keramikbrände. Diese Arbeitskomplexe sind von der eigentlichen Verblendung abgetrennt und gesondert gemessen worden. Auch hier hat jede Verblendposition eine eigene Handlingposition.

1.17.01.0 „Handling Keramikbrände"
Zeitwert: 21,99 Minuten

Zusammengenommen ergeben beide Positionen einen Zeitwert von rund 64 Minuten – im Vergleich zu den bisherigen 76 Minuten eine deutliche Zeitverringerung. Schwerwiegender wirkt sich jedoch der Abrechnungshinweis der Position 1.17.01.0 „Handling Keramikbrände" aus. Diese Position kann, nach derzeitigem Stand, nur einmal pro Auftrag oder pro Kiefer abgerechnet werden. Somit kann die Position nicht direkt auf jede Verblendung angewandt sondern muss völlig separat betrachtet werden. Je mehr Verblendungen in einem Auftrag oder einem Kiefer, umso geringer werden die Zeitwerte für die Kalkulation. In der BEB 97/2004 gilt ein Zeitwert durchgängig für jede Verblendung und ergibt somit einen gleichbleibenden Preis pro Verblendung, während der Preis einer Verblendung innerhalb der BEB Zahntechnik® von der Menge der Verblendungen abhängig ist. Bei einer Einzelkrone ist die Verblendung im Schnitt teurer als bei einer dreigliedrigen Brücke. Aus Sicht der Arbeitszeitwirtschaft ein richtiger Ansatz, für das Zahntechniker-Handwerk eine grundlegende Veränderung und sehr schwer umsetzbar im Hinblick auf die erwünschte Preisneutralität. Im Extremfall finden sich in einem Auftrag oder pro Kiefer vierzehn Verblendungen und nur einmal „Handling Keramikbrände".

Die Keramikverblendung wird in den Betrieben am häufigsten abgerechnet und ist einer der entscheidenden Gewinnbringer im Labor. Wie kann der vorhandene Preis gehalten werden?

2612 „Mehrflächige Verblendung aus Keramik"
Nettopreis: 100 €

Daten des Keramikbereiches der Firma:

Stundenverrechnungssätze:

Abteilung	vorher	nachher	anwendbar	Mitarbeiter
Keramik	93,07 €	84,46 €	93,07 €	99,80 €

Minutenverrechnungssätze:

Abteilung	vorher	nachher	anwendbar	Mitarbeiter
Keramik	1,55 €	1,41 €	1,55 €	1,66 €

BEB Zahntechnik®
2.03.07.0 „Vollverblendung Keramik"
Zeitwert: 41,65 Minuten / aufgerundet 42 Minuten
Verrechnung Rüst- und Verteilzeit (25 %):

$$\frac{42 \text{ Minuten} \times 125\ \%}{100\ \%} = 52{,}5 \text{ Minuten}$$

1,41 €/Min. x 52,5 Min. = 74,03 €

1,55 €/Min. x 52,5 Min. = 81,38 €

1,66 €/Min. x 52,5 Min. = 87,15 €

Hier ist aufgrund des Zeitwertes, obwohl ein hoher Stundenverrechnungssatz angesetzt wurde, der vorhandene Preis von 100 € nicht zu erreichen. Es könnte aber durch die Anwendung der Position „Handling Keramikbrände" reichen.

1.17.01.0 „Handling Keramikbrände"

Zeitwert: 21,99 Minuten / aufgerundet 22 Minuten
Verrechnung Rüst- und Verteilzeit (25 %):

$$\frac{22 \text{ Minuten} \times 125\ \%}{100\ \%} = 27{,}5 \text{ Minuten}$$

1,41 €/Min. x 27,5 Min. = 38,78 €
1,55 €/Min. x 27,5 Min. = 42,63 €
1,66 €/Min. x 27,5 Min. = 45,65 €

1,41 €/Min. = 74,03 € + 38,78 € = 112,81 €
1,55 €/Min. = 81,38 € + 42,63 € = 124,01 €
1,66 €/Min. = 87,15 € + 45,65 € = 132,80 €

Wenn beide Positionen zusammen berechnet werden, reicht es bei der ersten Verblendung sicher. Da die Position „Handling Keramikbrände" jedoch, nach derzeitigem Stand, nur einmal pro Auftrag oder Kiefer abgerechnet werden kann, kippt die ganze Berechnung bei einem Stundenverrechnungssatz von 84,46 € schon bei zwei Verblendungen, bei 93,07 ab drei Verblendungen und bei 99,80 € ab vier Verblendungen. Also kann auf diesem Weg keine durchgängig praktikable Lösung gefunden werden, insbesondere bei Arbeiten bis zu vierzehn Verblendungen, dies auch angesichts der Tatsache, dass viele Betriebe glauben, ein Stundenverrechnungssatz von 60 bis 70 € sei bei der Kalkulation einer zahntechnischen Leistung üblich und ausreichend. Die Lösung des Problems kann nur in der Betrachtung der Zeitwerte gesucht werden. „Die ermittelten Zeiten sind nicht schön- oder schlechtgerechnet, sondern nachvollziehbar und im Rahmen der natürlichen Streuung reproduzierbar.

Sie stellen weiterhin nur einen Mittelwert dar und können von Betrieb zu Betrieb deutlich abweichen."[29]
Die gemessenen Zeiten stellen somit nur einen durchschnittlichen Wert dar, der auch nur eine durchschnittliche Qualität der Arbeit zulässt. Eine höhere Qualität der Arbeit bedingt dadurch faktisch auch einen höheren Zeitwert. Demnach müssen die Güte der Arbeit bzw. die Qualifikation der Mitarbeiter des Betriebes an dieser Stelle berücksichtigt werden. In einigen Bereichen kann es auch zu einem erhöhten Materialeinsatz oder teurerem Material kommen, sei es für keramische Materialien oder spezielle NEM-Legierungen, die nicht direkt in Rechnung gestellt werden können. Die materialtechnologische Entwicklung in den nächsten Jahren muss jederzeit uneingeschränkt berücksichtigt werden können. Auch der intensive und teure Geräteeinsatz im CAD/CAM-Bereich darf nicht unberücksichtigt bleiben. Aus diesen Gedanken heraus ergeben sich drei Merkmale, die sowohl die Zeit als auch die Arbeit direkt beeinflussen:

- Qualifikation der Mitarbeiter,
- erhöhter Geräteeinsatz,
- erhöhter Materialeinsatz.

Diese drei Punkte sind nicht neu, sondern fanden schon im PLZ (Privates Leistungsverzeichnis für Zahntechniker) Berücksichtigung, das im Bereich der Zahntechnikerinnung Niedersachsen schon im Jahr 1991 als Gegenstück zur BEB eingesetzt wurde. Das PLZ bedachte schon damals, dass mit der Einführung neuer Techniken, Geräte und Materialien eine erhöhte Qualifikation der Zahntechniker/innen, ein erhöhter Geräte- oder Instrumenteneinsatz sowie ein erhöhter Materialeinsatz einhergeht und dieser Aspekt besonders berücksichtigt werden muss. Wie kann das in der Praxis aussehen?

[29] ZTM Rainer Struck, Arbeitsgruppe Betriebswirtschaft des VDZI

BEB Zahntechnik®

2.03.07.0 „Vollverblendung Keramik"
Zeitwert: 41,65 Minuten / aufgerundet 42 Minuten
Verrechnung Rüst- und Verteilzeit (25 %):

$$\frac{42 \text{ Minuten} \times 125\ \%}{100\ \%} = 52{,}5 \text{ Minuten}$$

Zuschlag Qualifikation Mitarbeiter	= 20 %
Zuschlag erhöhter Geräteeinsatz	= 5 %
Zuschlag erhöhter Materialeinsatz	= 5 %
Summe der Zuschläge	= 30 %

$$\frac{52{,}5 \text{ Minuten} \times 130\ \%}{100\ \%} = 68{,}25 \text{ Minuten}$$

Durch diesen, durch den Betrieb individuell erstellten, Zeitwert kann nun auch eine auf den Betrieb abgestimmte Kalkulation durchgeführt werden.

1,41 €/Min. x 68,25 Min. = 96,23 €
1,55 €/Min. x 68,25 Min. = 105,79 €
1,66 €/Min. x 68,25 Min. = 113,30 €

Auf diese Weise erreicht der Betrieb auch in der BEB Zahntechnik® durchgehend den Preis, den er für seine Verblendungen am Markt über die BEB 97/2004 platziert hatte und kann eventuell über die Zusatzposition „Handling Keramikbrände" noch eine zusätzliche Gewinnsteigerung herbeiführen. Der Betrieb wahrt hier auch die forensische Sicherheit, weil alle Veränderungen eindeutig nachvollziehbar sind. So entsteht eine individuelle Stellschraube, um alle durchschnittlichen Daten an den Betrieb anzupassen. Die BEB Zahntechnik® bietet auch die Möglichkeit, eine eigene Planzeit für die Leistungspositionen einzuarbeiten. In der Programmsoftware ist dafür eine eigene Spalte angelegt. Somit können die durchschnittlichen Planzeiten der BEB Zahntechnik® durch eigene im Betrieb gemessene Zahlen ersetzt werden. „Niemand ist in der Lage auch nur annähernd zu sagen, wo meine Planzeiten liegen, welche Rüst- und Verteilzeiten bei mir zu welcher Position anfallen. Wenn sie wirklich eigene Planzeiten haben, dann stehen sie über der BEB Zahntechnik® für ihren Betrieb, denn sie sind dokumentiert und lassen sich dann von keinem Gutachter der Welt umstoßen."[30] Nicht für jeden Unternehmer im Zahntechniker-Handwerk ist es möglich, auf eigene Kosten Planzeiten für seinen Betrieb durch externe REFA-Fachleute erstellen zu lassen. Gerade aus diesem Grund wurden vom VDZI für die BEB Zahntechnik® diese Messungen auf breiter Basis durchgeführt. Wenn nun eigene Messungen angedacht sind, um betriebsspezifische Planzeiten zu ermitteln, sollte man sich wenigstens an der REFA-Messmethodik orientieren. Dies ist einfach, da in der Programmversion der BEB Zahntechnik® die Arbeitskomplexe einzeln beschrieben sind und sich somit auch betriebsintern nutzen lassen. Die Arbeitskomplexe sollten in ihrer Zusammenfassung überprüft werden, um festzustellen, ob sie in dieser Form den Arbeitsablauf für die Erbringung der Leistungsposition widerspiegeln oder ob sie noch an die betriebsinternen Arbeits-

[30] ZTM Rainer Struck, Arbeitsgruppe Betriebswirtschaft des VDZI

abläufe angepasst werden müssen. Die Auseinandersetzung mit der REFA- Messmethodik vor Beginn eigener Messungen sollte auf jeden Fall stattfinden. Eine erste Orientierung kann an der Position 1.01.01.0 „Modell RA" aufgezeigt werden. Die Gliederung der Arbeitskomplexe kann mit der Programmversion der BEB Zahntechnik® verglichen werden. Allein an dieser doch recht einfachen Position lässt sich erkennen, wie aufwändig exakte Zeitmessungen sind. Vielleicht lässt sich für die Zukunft ein einfacheres Verfahren entwickeln, um den Betrieben eigene Messungen zu ermöglichen. Wichtig ist dabei ein nachvollziehbares und gut dokumentiertes Verfahren, welches auch durch Dritte keine Fehlinterpretationen zulässt. Erste Ansätze lassen sich in der Meisterausbildung an den Meisterschulen finden. Im Prüfungsteil 1 müssen die Prüflinge eine detaillierte und nachvollziehbare Zeitkalkulation für die praktischen Prüfungsarbeiten erstellen. Eine neue Aufgabe für die Arbeitsgruppe Betriebswirtschaft beim VDZI?

Kalkulationszeilen (erweitert)

Nr.	Anz.	Häuf.	Min	Zeitart	Name/Text
1	1	1	0,88	Men:ttb	Abformung vorbereiten: 1 Modell auspacken, desinfizieren, kontrollieren, auswaschen und trocknen, Auftrag / Arbeitsanweisung lesen Prozess: Abformung vorbereiten – G.001.5.00: [1] 1 Herkunft: 06.03.2007 18:33:46 ORTIMzeit Import Erstellt: 22.10.2007 16:15:33 Abel; geändert: 22.10.2007 16:22:38 Abel
2	1	1	0,83	Men:ttb	Abformung beschneiden/bearbe.: 1 Abformung beschneiden / bearbeiten – Reparaturmodell Prozess: Abformung beschneiden/bearbe. – VG.003.5.00: [1] 1 Herkunft: 06.03.2007 18:33:47 ORTIMzeit Import Erstellt: 22.10.2007 16:15:45 Abel; geändert: 22.10.2007 16:22:38 Abel
3	1	1	0,98	Men:ttb	Gips anrühren: 1 Prozess: Gips anrühren – VG.039.5.00: [1] 1 Herkunft: 06.03.2007 18:33:54 ORTIMzeit Import Erstellt: 22.10.2007 16:16:06 Abel; geändert: 22.10.2007 16:22:38 Abel

Nr.	Anz.	Häuf.	Min	Zeitart	Name/Text
4	1	1	1,41	Men:ttb	Gips auf Vibr. ausgießen: 1 Gips in Abdruck auf Vibrator ausgießen Prozess: Gips auf Vibr. Ausgießen – VG.007.5.00: [1] 1 Herkunft: 06.03.2007 18:33:48 ORTIMzeit Import Erstellt: 22.10.2007 16:16:30 Abel; geändert: 22.10.2007 16:22:38 Abel
5	1	1	0,92	Men:ttb	Abdruck abziehen: 1 Prozess: Abdruck abziehen – VG.09.5.00: [1] 1 Herkunft: 06.03.2007 20:32:35 ORTIMzeit Import Erstellt: 22.10.207 16:16:38 Abel; geändert: 22.10.2007 16:22:38 Abel
6	1	1	1,89	Men:ttb	Modell trimmen, Kanten brechen: 1 Prozess: Modell trimmen, Kanten brechen – NM.001.5.00: [1] 1 Herkunft: 06.03.2007 19:40:30 ORTIMzeit Import Erstellt: 22.10.2007 16:17:14 Abel; geändert: 22.10.2007 16:22:38 Abel
7	1	1	0,87	Men:ttb	Modell kontrollieren, ggf. kor: 1 Modell kontrollieren, ggf. korrigieren Prozess: Modell kontrollieren, ggf. kor. – VK.005.4.00: [1] 1 Herkunft: 06.03.2007 18:36:09 ORTIMzeit Import Erstellt: 22.10.2007 16:17:36 Abel; geändert: 22.10.2007 16:22:38 Abel
8	1	1	0,95	Men:ttb	Abdrucklöffel reinigen: 1 Prozess: Abdrucklöffel reinigen – VK.003.5.00: [1] 1 Herkunft: 06.03.2007 18:36:09 ORTIMzeit Import Erstellt: 22.10.2007 16:18:111 Abel; geändert: 22.10.2007 16:22:38 Abel
9	1	1	0,59	Men:ttb	Arbeitsgeräte reinigen, APL: 1 Arbeitsgeräte reinigen, Arbeitsplatz ordnen Prozess: Arbeitsgeräte reinigen, Arbeitsplatz ordnen Herkunft: 06.03.2007 18:36:08 ORTIMzeit Import Erstellt: 22.10.2007 16:18:32 Abel; geändert: 22.10.2007 16:22:38 Abel
10	1	1	1,29	Men:ttb	Laboreingangskontrolle: Laboreingangskontrolle Kontrolle der Arbeitsunterlagen, Auftrag lesen Prozess: Laboreingangskontrolle – VK.008.4.00: [1] 1 Herkunft: 06.03.2007 18:36:10 ORTIMzeit Import Erstellt: 22.10.2007 12:08:18 Abel; geändert: 26.10.2007 12:08:39 Abel
11	1	1	1,52	Men:ttb	End- oder Zwischenkontrolle: 1 End- oder Zwischenkontrolle und Dokumentation der Leistung Prozess: End- oder Zwischenkontrolle – VK.007.1.00: [1] 1 Herkunft: 06.03.2007 18:36:09 ORTIMzeit Import

Überprüfung der Zeitmessungen

Im Hinblick auf die Auftragsart und die Qualität der Arbeit sollten die vorhandenen Zeitmessungen überprüft werden. Ausschlaggebend ist sicherlich die Auftragsart, die eindeutig angegeben werden kann. Die Qualität der gemessenen Arbeiten kann der Zeitmesser nicht beurteilen, da ihm hier das Fachwissen fehlt. Aus diesem Grund kann bei den Zeitmessungen zunächst nur von einer durchschnittlichen Qualität ausgegangen werden. Die Frage ist auch, ob die Laboratorien, in denen die Zeitmessungen erfolgten, einen repräsentativen Durchschnitt der Struktur und Größe der in Deutschland ansässigen Betriebe darstellen. Eine Häufung der Messungen in Großlaboratorien kann sehr schnell ein verzerrtes Bild von der flächendeckenden Anwendbarkeit der gewonnen Zeitdaten auf die bundesweiten zahntechnischen Betriebe ergeben, weil hier die Messungen durch die starke Strukturierung in feste Abteilungen einfacher durchzuführen sind. Da die BEB Zahntechnik® als versicherungsunabhängiges Leistungsverzeichnis angesehen und als Planungsgrundlage für die zahntechnischen Leistungen außerhalb der Regelversorgung dienen soll, muss hier auch, aus logischem Verständnis heraus, eine strikte Trennung der zeitbemessenen Auftragsart eingehalten werden. Eine totale Prothese innerhalb der Regelversorgung für einen GKV-Patienten darf unter diesem Gesichtspunkt nicht als Zeitmessungsgrundlage dienen. Klare Aussage muss in diesem Punkt sein, dass BEL-Leistungen nicht für die Zeitmessungen verwendet wurden, da diese unter ganz anderen Bedingungen als PKV-Leistungen gefertigt werden. Diese Aussage bekommt enorme Bedeutung im Hinblick auf den laufenden Ansatz der Privatkassen, die Zahlungen für die erbrachten Leistungen für ihre Versicherten am BEL festzumachen.

Verbesserung der Fertigungsbedingungen

Die Mitarbeiter in den Betrieben müssen als Mensch im Fokus der Arbeit stehen, um dem Zahntechniker-Handwerk auch zukünftig qualifiziertes Personal zu sichern. Jede in der Zahntechnik hergestellte Arbeit benötigt, um auf hohem funktionellen wie auch ästhetischen Niveau zu stehen, ausreichend Zeit. Jeder stärkere Einschnitt in diese Zeitvorgaben führt zu Qualitätsverlust. Zeit steht im engen Verhältnis zur Menge der zu fertigenden Arbeiten. Zahntechnik kann nicht als Massenprodukt unter Fließbandbedingungen hergestellt werden. Zahntechnische Arbeiten sind immer Unikate! Jede Arbeit wird individuell für den Patienten als Einzelauftrag gefertigt. Diese Grundpositionen des zahntechnischen Arbeitens müssen sich auch in der BEB Zahntechnik® widerspiegeln. Die Fähigkeiten von jungen Zahntechnikern müssen langsam gesteigert und gelenkt werden, um die Freude an der Arbeit zu wecken und ihren Sinn für Qualität zu schulen und zu schärfen. Bei allem Streben nach Leistung ist zu beachten, dass es sich bei den Mitarbeitern um Menschen handelt, die auf ihren Arbeitgeber vertrauen und deren persönliches Schicksal eng mit dessen Entscheidungen verbunden ist. Wenn bei Mitarbeitern von Fähigkeiten und Leistungsbereitschaft gesprochen wird, darf es nicht klingen, als sei ein Auto mit einer maximalen Anhängelast und einer erreichbaren Höchstgeschwindigkeit gemeint.

Konzeptsicherung gegenüber Privatversicherungen und zahnärztlichen Standesvertretern

Verstärkung der Akzeptanzbemühungen bei Versicherungen und KZBV: Hier muss das Verständnis für die BEB Zahntechnik®, so wie sie vom VDZI gesehen und interpretiert wird, vermittelt werden. Eigeninterpretationen und das Beharren auf den durchschnittlichen Planzeiten muss unbedingt vermieden werden. Als Beispiel sei hier nur eine Privatversicherung genannt. Diese geht in ihren Tarifen schon seit vielen

Jahren von einem Stundenverrechnungssatz von 67,50 € aus – was einem Minutenverrechnungssatz von 1,125 entspricht – und nimmt die Nettozeiten als Basis der Berechnungen. Das heißt, sie berücksichtigt keine Rüst- und Verteilzeiten. Am Beispiel der Keramikverblendung würde diese Arbeitsweise bedeuten:

BEB 97/2004
2612 „Mehrflächige Verblendung aus Keramik"
Zeitwert: 76 Minuten
1,125 €/Min. x 76 Min. = 85,50 €

BEB Zahntechnik®
2.03.07.0 „Vollverblendung Keramik"
Zeitwert: 41,65 Minuten
1,125 €/Min. x 41,65 Min. = 46,86 €

Selbst wenn berücksichtigt wird, dass die Position „Handling Keramikbrände" in der BEB Zahntechnik® noch Anwendung findet, zeichnet sich hier eine katastrophale Entwicklung ab. Es muss an dieser Stelle gesagt werden, dass diese Privatversicherung bei Nachweis auch einen höheren Stundenverrechnungssatz akzeptiert. Die Verrechnung eines Rüst- und Verteilzeitzuschlages ist den Sachbearbeitern derzeit noch nicht zu vermitteln. Es ist von größter Bedeutung, dass der VDZI in dieser Hinsicht tätig wird. Die Akzeptanz und Anwendung der BEB Zahntechnik® durch die zahntechnischen Betriebe allein reicht nicht aus, auch die Versicherer und Zahnärztevertreter müssen sie in der Form, wie sie vom VDZI für die Betriebe gedacht ist, verstehen und zulassen. Ansonsten sind ständige Diskussionen und Einzelgefechte um den Preis einer zahntechnischen Leistung vorprogrammiert.

Betriebliche Unternehmenskennzahlen

Kennzahlen haben in der Betriebswirtschaftslehre eine wichtige Bedeutung. Im Rahmen der Bilanzanalyse werden verschiedene Kennzahlen ermittelt, um das Unternehmen zu bewerten und mit Branchenkennzahlen vergleichen zu können. Kennzahlen dienen dem Controlling des Unternehmens und ermöglichen es, den Erfolg eines Unternehmens in Zahlen auszudrücken. Sie sind als Erfolgsindikatoren und als Managementinstrumente unabdinglich. Betriebswirtschaftliche Kennzahlen sind nicht gesetzlich definiert, daher gibt es für einige Kennzahlen in der Praxis und in der Literatur unterschiedliche Formeln. Wichtig sind finanzwirtschaftliche Kennzahlen, Personalkennzahlen und Rating-Kennzahlen. Die Rating-Kennzahlen gehen aus den Finanzkennzahlen hervor. Die Grafik auf der nächsten Seite verschafft einen kurzen Überblick der möglichen Kennzahlen.

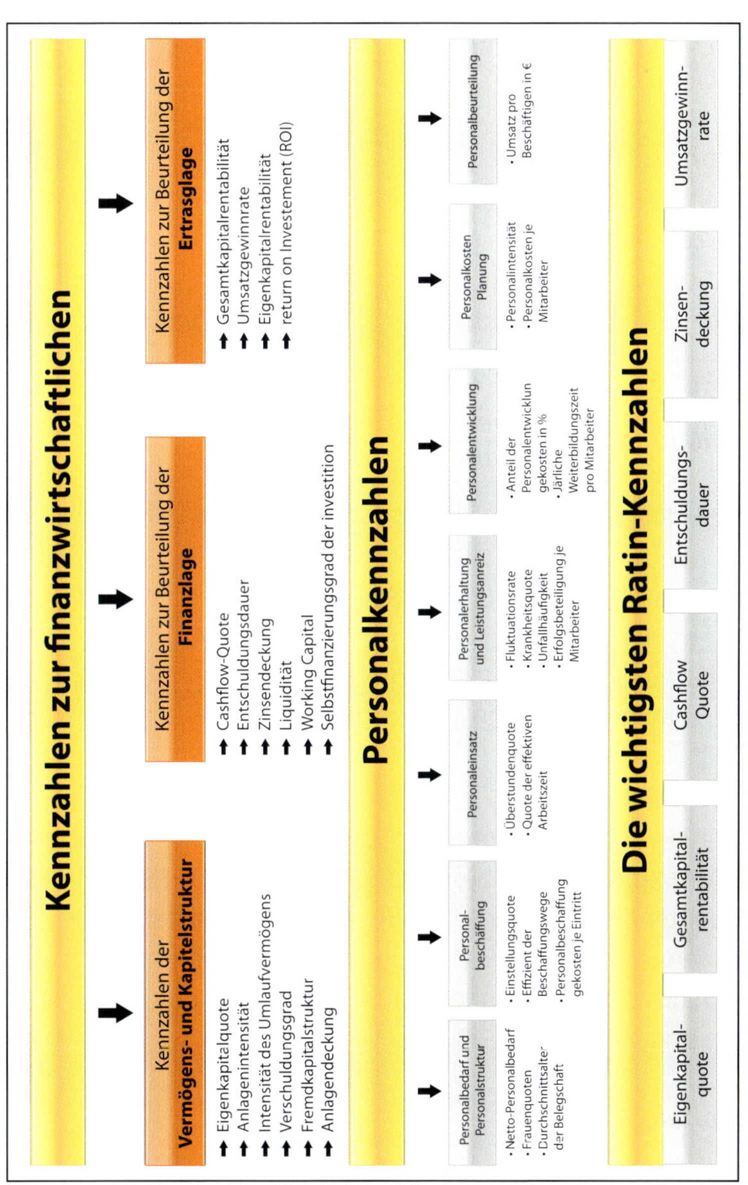

http://182500.homepagemodules.de › Betriebswirtschaftslehre

Nachfolgend sollen einige betriebswirtschaftliche Kennzahlen betrachtet und erläutert werden.

Eigenkapitalquote

Sie ermittelt den Anteil des Eigenkapitals am Gesamtkapital. Das Eigenkapital setzt sich aus dem gezeichneten Kapital oder auch Stammkapital und den Gewinnzuführungen in die Rücklagen zusammen. Das Gesamtkapital setzt sich aus dem Eigenkapital und dem Fremdkapital zusammen.

$$\text{Eigenkapitalquote} = \frac{\text{Eigenkapital}}{\text{Gesamtkapital}} \times 100\%$$

Je höher die Eigenkapitalquote, umso größer ist die wirtschaftliche Sicherheit und finanzielle Stabilität des Unternehmens. Idealerweise sollte die Eigenkapitalquote über 50% liegen.

Sehr gut	Gut	Mittel bis schlecht	Gefährdet
50% und mehr	30 – 50%	10 – 30%	unter 10%

Fremdkapitalquote

Sie ermittelt den Anteil des Fremdkapitals am Gesamtkapital und wird auch als Anspannungsgrad bezeichnet. Eine zu hohe Fremdkapitalquote bedeutet eine erhebliche Einengung der Selbstständigkeit des Unternehmens, da mit jeder weiteren Kreditaufnahme stets der Nachweis der Kreditverwendung und ständige Kontrollen durch Gläubiger verbunden sind.[31]

$$\text{Fremdkapitalquote} = \frac{\text{Fremdkapital}}{\text{Gesamtkapital}} \times 100\%$$

[31] Schmolke/Deitermann, Industrielles Rechnungswesen, S. 324

Die Fremdkapitalquote ist das Gegenstück zur Eigenkapitalquote und bringt den Grad der Verschuldung des Unternehmens zum Ausdruck. Beide zusammen ergeben immer 100 %. Je höher die Fremdkapitalquote gegenüber der Eigenkapitalquote liegt, umso größer ist die Gefahr der Überschuldung des Unternehmens.[32] Die Fremdkapitalquote wird zeitweise auch Verschuldungsgrad genannt.

Verschuldungsquote

Bei der Verschuldungsquote wird das Eigenkapital in Relation zum Fremdkapital gesetzt. Sie sagt aus, wie viel Euro Fremdkapital einem Euro Eigenkapital gegenüberstehen.

$$\textit{Verschuldungsquote} = \frac{\textit{Fremdkapital}}{\textit{Eigenkapital}} \times 100\%$$

Die Verschuldungsquote sollte unter 100% liegen. Einem Euro Eigenkapital steht dann weniger als ein Euro Fremdkapital gegenüber. Liegt der Wert jenseits von 100%, so besteht die Gefahr einer Überschuldung. [33]

Selbstfinanzierungsgrad

Gewinnrücklagen werden bei Kapitalgesellschaften aus einbehaltenen Gewinnen gebildet. Mit dieser Gewinnthesaurierung bildet das Unternehmen Eigenkapital und nutzt es zur Selbstfinanzierung von Investitionen. Setzt man die Gewinnrücklagen ins Verhältnis zum Gesamtkapital, kann daraus der Grad der Selbstfinanzierung des Unternehmens ermittelt werden.[34]

[32] Griga/Krauleidis, Bilanzen erstellen und lesen, S.292
[33] Griga/Krauleidis, Bilanzen erstellen und lesen, S.292
[34] Schmolke/Deitermann, Industrielles Rechnungswesen, S. 324-325

$$\textit{Selbstfinanzierungsgrad} = \frac{\textit{Gewinnrücklagen}}{\textit{Gesamtkapital}} \times 100\%$$

Gewinnrücklagen dienen der Stärkung der Eigenkapitalbasis.

Ein wichtiger Maßstab zur Beurteilung der finanziellen Stabilität eines Unternehmens ist die Deckung des Anlagevermögens durch das Eigenkapital (Deckungsgrad I) bzw. durch das gesamte langfristige Kapital (Deckungsgrad II), also durch Eigenkapital und langfristiges Fremdkapital. Hierbei ist die „Goldene Bilanzregel" oder „Goldene Bankregel" zu beachten. Diese Regel bezeichnet den Grundsatz der Fristenkongruenz oder auch Fristengleichheit. Das Anlagevermögen stellt in jedem Unternehmen langfristig gebundenes Vermögen dar und soll somit auch langfristig finanziert sein. Deckt das Eigenkapital das Anlagevermögen voll ab, kann von einer sehr guten Kapitalausstattung des Unternehmens gesprochen werden. Der Deckungsgrad I liegt dann vor.

$$\textbf{Deckungsgrad I} = \frac{\textit{Eigenkapital} \times 100\,\%}{\textit{Anlagevermögen}}$$

Die erweiterte Fassung der goldenen Bilanzregel bezeichnet den Deckungsgrad II. Hier wird dem Eigenkapital noch das langfristige Fremdkapital, wie Hypotheken und Pensionsrückstellungen, zur Seite gestellt.

$$\textbf{Deckungsgrad II} = \frac{(\textit{Eigenkapital} + \textit{langfr. Fremdkapital}) \times 100\%}{\textit{Anlagevermögen}}$$

Der Quotient der Anlagendeckung II muss mindestens 100% betragen, wenn eine volle Deckung durch langfristiges Kapital vorhanden sein soll. Umso mehr dieser Mindestwert überschritten wird, desto größer ist die finanzielle Stabilität des Unternehmens.[35]

[35] Schmolke/Deitermann, Industrielles Rechnungswesen, S. 326

Liquiditätsgrade

Die Beurteilung der Zahlungsfähigkeit, auch Liquidität genannt, wird durch unterschiedliche Liquiditätsgrade dargestellt. Hier stellt sich die Frage, inwieweit das Liquiditätspotenzial ausreicht, den Zahlungsverpflichtungen nachzukommen. Das Gegenteil von „liquide" ist im kaufmännischen Sprachgebrauch „insolvent". Zahlungsunfähigkeit (Illiquidität) führt zur zwangsweisen Auflösung des Unternehmens im Rahmen eines gerichtlichen Insolvenzverfahrens. Die Liquiditätskennzahlen berücksichtigen den Grad der Liquidität.

$$\textbf{Liquiditätsgrad I} = \frac{\textit{flüssige Mittel}}{\textit{kurzfristiges Fremdkapital}} \times 100\%$$

Flüssige Mittel sind Bankguthaben, die Kasse, Wechsel und Schecks, also alle sofort verfügbaren Geldmittel des Unternehmens. Als kurzfristiges Fremdkapitel werden alle Kredite, Verbindlichkeiten und Schulden, die binnen eines Jahres zurückgezahlt werden müssen bezeichnet. Auch kurzfristige Rückstellungen sind hier zu berücksichtigen.[36]

Die Liquidität I (1. Grades) wird Barliquidität genannt oder auch als „Cash Ratio" bezeichnet. „Die durchschnittliche Liquidität 1. Grades liegt bei deutschen Unternehmen bei etwa zehn Prozent. Das hört sich nach recht wenig an. Aber das Geld soll ja schließlich arbeiten und nicht faul auf der Kasse rumliegen."[37]

Die Liquidität II, auch einzugsbedingte Liquidität oder Quick Ratio genannt, berücksichtigt zu den liquiden Mitteln noch die kurzfristigen Forderungen. Kurzfristige Forderungen sind Beträge, die von Dritten geschuldet werden (zum Beispiel Forderungen an Kunden) und innerhalb eines Jahres zurückgezahlt werden müssen.

[36] Griga/Krauleidis, Bilanzen erstellen und lesen, S.296

[37] Griga/Krauleidis, Bilanzen erstellen und lesen, S.296

$$\textbf{Liquiditätsgrad II} = \frac{\textit{flüssige Mittel + kurzfristige Forderungen}}{\textit{kurzfristiges Fremdkapital}} \times 100\%$$

Im Idealfall sollte die Liquidität 2. Grades zwischen 100 und 120 Prozent liegen, sie gilt als aussagekräftigste aller drei Varianten der Liquidität.

Die umsatzbedingte Liquidität III, auch als „Current Ratio" bezeichnet, setzt das gesamte Umlaufvermögen, also neben den flüssigen Mitteln und den kurzfristigen Forderungen auch die Vorräte, ins Verhältnis zum kurzfristigen Fremdkapital. Bei den Vorräten handelt es sich um noch nicht fertig gestellte und verkaufte Erzeugnisse sowie gelagerte Rohstoffe und Materialien.

$$\textbf{Liquiditätsgrad III} = \frac{\textit{flüssige Mittel + kurzfr. Forderungen + Vorräte}}{\textit{kurzfristiges Fremdkapital}} \times 100\%$$

Die Liquidität dritten Grades sollte zwischen 150 und 200 Prozent liegen, wobei branchenbezogene und andere Besonderheiten zu berücksichtigen sind. Hier ist zwischen unbedenklichen und bedenklichen Besonderheiten zu unterscheiden.

Unbedenklich:

- vorrangegangene Investitionen
- Abbau von Fremdkapital
- längerfristige Fertigungsaufträge

Bedenklich:

- Umsatzrückgang
- Umsatzerlöse decken die Kosten nicht mehr ausreichend.[38]

[38] Griga/Krauleidis, Bilanzen erstellen und lesen, S.297

Kennzahlen der Rentabilität

Die Rentabilität ist der Maßstab der Ertragskraft einer Unternehmung. Das Hauptziel jeder unternehmerischen Handlung oder Tätigkeit ist der Gewinn. Die Höhe des Jahresgewinns allein ist allerdings ohne Aussagekraft. Erst wenn der Gewinn zum eingesetzten Kapital oder zum Umsatz in Beziehung gesetzt wird, zeigt sich, ob sich der Einsatz des Kapitals gelohnt hat. Da sich das Gesamtkapital aus Eigenkapital (Unternehmerkapital, Beteiligungskapital) und Fremdkapital (Gläubigerkapital) zusammensetzt, wird zwischen der Gesamtkapitalrentabilität und der Eigenkapitalrentabilität unterschieden. Die Rentabilität, also das Verhältnis des Gewinns zum Eigenkapital, zum Gesamtkapital oder zum Umsatz, ist ein wichtiger Maßstab für die Beurteilung der Ertragskraft eines Unternehmens.

Die Kennzahlen für die Rentabilität werden in der Regel einmal im Jahr im Anschluss an den Jahresabschluss errechnet. Die Kennzahlen sind für den innerbetrieblichen und den zwischenbetrieblichen Vergleich eine unabdingbare Voraussetzung. Sie stellen eine Basis für unternehmerische Entscheidungen dar. Ihre Verwertbarkeit und ihre Aussagefähigkeit erhöht sich, wenn sie im Rahmen des innerbetrieblichen Vergleichs früheren Kennzahlen gegenübergestellt und im zwischenbetrieblichen Vergleich mit Branchenkennzahlen verglichen werden. Zu unterscheiden ist deshalb:

Gesamtkapitalrentabilität (Unternehmungsrentabilität),
Eigenkapitalrentabilität (Unternehmerrentabilität),
Umsatzrentabilität (Umsatzverdienstrate).

Gesamtkapitalrentabilität

$$\textit{Gesamtkapitalrentabilität} = \frac{\textit{EGT} + \textit{Zinsaufwand}}{\textit{Gesamtkapital}} \; x\ 100\%$$

Gesamtkapital = Eigenkapital + Fremdkapital

EGT = Ergebnis der gewöhnlichen Geschäftstätigkeit.
(Definition der Bilanzierung nach HGB)
Zwischenposition der Gewinn- und Verlustrechnung.
Wird als Gewinn vor Ertragssteuer bezeichnet.

„Die Rentabilität des Gesamtkapitals wird ermittelt, um festzustellen, ob es sich lohnt, zusätzliches Fremdkapital für bestimmte Investitionen aufzunehmen. Solange der zu zahlende Fremdkapitalzins unter der Gesamtkapitalrentabilität liegt, erhöht sich die Eigenkapitalverzinsung durch die Aufnahme zusätzlichen Fremdkapitals. In diesem Fall wirkt das zusätzliche Fremdkapital zugleich als Hebel zur Steigerung der Eigenkapitalrentabilität (Leverageeffekt)."[39]

Leverageeffekt: (englisch leverage = Hebel)
Hebelwirkung, bei der durch einen vermehrten Einsatz von Fremdkapital die Eigenkapitalrentabilität erhöht wird. Der Effekt wird aber nur unter der Bedingung wirksam, dass zwischen der Gesamtkapitalrentabilität und dem Fremdkapitalzins eine positive Differenz besteht. Die Höhe dieser Differenz und das Ausmaß des Verschuldungsgrades (s. S. 147) stehen in positiver Korrelation zur Wirkung des Leverageeffektes.[40]

[39] Schmolke/Deitermann, Industrielles Rechnungswesen, S. 342
[40] www.wirtschaftslexikon24.cpm

Eigenkapitalrentabilität

$$\textit{Eigenkapitalrentabilität} = \frac{\textit{EGT + (Jahresüberschuss)}}{\textit{Eigenkapital}} \times 100\%$$

Die Höhe des Gewinns sagt als absolute Größe nichts über den tatsächlichen Unternehmenserfolg aus. Erst die Relation des Gewinns zum Eigenkapitaleinsatz erlaubt eine Erfolgsbeurteilung. Im Vergleich der vom Unternehmen erwirtschafteten Eigenkapitalrentabilität mit der am Markt erreichbaren Rendite aus risikoarmen Anleihen kommt es zu einem brauchbaren Urteil über den Unternehmenserfolg der abgelaufenen Periode.[41]
Im Vergleich der Eigenkapitalrentabilität mit dem landesüblichen Zinssatz für langfristig angelegte Gelder stellt der Überschuss der Eigenkapitalverzinsung die Prämie für das Unternehmerrisiko dar.[42]

  Eigenkapitalrentabilität
- Zinssatz für langfristige Kapitalanlage
= Risikoprämie (Unternehmerwagnisprämie)

Umsatzrentabilität

$$\textit{Umsatzrentabilität} = \frac{\textit{EGT + (Jahresüberschuss)}}{\textit{Umsatzerlöse}} \times 100\%$$

Hier steht die Frage im Mittelpunkt, wie viel vom Umsatz als Gewinn erwirtschaftet wurde. Die Umsatzrentabilität gibt Auskunft darüber, wie viel Prozent je umgesetztem Euro erlöst wurde und für Investitionszwecke sowie zur Gewinnausschüttung zur Verfügung steht.

[41] Wöhe, Einführung in die allgemeine Betriebswirtschaftslehre, S. 39
[42] Schmolke/Deitermann, Industrielles Rechnungswesen, S. 341

Außerdem ist sie eine wichtige Kennzahl zum Vergleich mit anderen Unternehmen und zur langfristigen Verfolgung der Ertragsentwicklung im eigenen Unternehmen.

Cashflow

Der Begriff Cashflow stammt aus den USA und ist eine Messziffer für die Selbstfinanzierung eines Unternehmens. Der Cashflow gibt an, welche selbsterwirtschafteten Mittel dem Unternehmen für die Schuldentilgung, für Investitionen und die Gewinnausschüttung frei zur Verfügung stehen. Er setzt sich zusammen aus:

  Jahresüberschuss
+ Abschreibungen (Abschreibungsrückfluss)
+ Zuführungen zu Pensionsrückstellungen (Sozialkapital)
= Cashflow

Der Cashflow ist der Maßstab für die Ertrags- und Selbstfinanzierungskraft des Unternehmens. Aus der Höhe und der Entwicklung des Cashflow können Rückschlüsse auf die Ertragskraft und die Kreditwürdigkeit des Unternehmens gezogen werden.
Sehr aussagefähig ist der Cashflow, wenn er zu den Umsatzerlösen in Beziehung gesetzt wird. Es ergibt sich dann die Cashflow-Umsatzverdienstrate.

$$\textit{Cashflow-Umsatzverdienstrate} = \frac{\textit{Cashflow}}{\textit{Umsatz}} \times 100\%$$

Die Cashflow-Umsatzverdienstrate lässt erkennen, wie viel Prozent der Umsatzerlöse frei für Investitionen, Kredittilgung und Dividendenausschüttung zur Verfügung stehen. Der Cashflow ist deshalb aussagefähiger als die rein gewinnorientierten Rentabilitätskennziffern.

Banken nutzen die dargestellten Zahlen für ihr Rating, also für die Einschätzung der Zahlungsfähigkeit eines Unternehmens.
Je besser das Unternehmen geratet wird, umso günstigere Zinskonditionen erhält es bei der Aufnahme von Fremdkapital.

Personalkennzahlen

Das Personal oder die Mitarbeiter sind die Seele des Unternehmens. Jeder hat seine Meinung zum Personal und die Meinungen sind stets gespalten. Entweder ist zu wenig oder zu viel Personal vorhanden und der Personalaufwand wird als zu hoch oder zu niedrig erachtet. In diesem Fall wird oft von Personalintensität gesprochen.
Die Personalintensität ergibt sich aus dem Anteil des Personalaufwands an der Gesamtleistung.

Gesamtleistung = Umsatzerlöse + Bestandsveränderungen

$$\textbf{Personalintensität} = \frac{\textit{Personalaufwand}}{\textit{Gesamtleistung}} \times 100\%$$

Die Personalintensität zweier Unternehmen kann nicht ohne Weiteres miteinander verglichen werden. Die Rahmenbedingungen der Unternehmen müssen dann schon sehr ähnlich sein. Hier sind schon durch die eventuell geforderte unterschiedliche Qualität der Arbeiten Grenzen gesetzt.

Besser vergleichbar sind jedoch die Pro-Kopf-Personalaufwendungen. Die durchschnittlichen Personalkosten errechnen sich aus dem Personalaufwand des Labors, geteilt durch die Anzahl aller im Labor beschäftigten Personen.

$$\textbf{Pro-Kopf-Personalaufwand} = \frac{\textit{Personalaufwand}}{\textit{Beschäftigungszahl}}$$

Der Umsatz je Beschäftigtem ist eine Kennzahl zur Beurteilung der Produktivität des Unternehmens. Sie wird als Arbeitsproduktivität bezeichnet. Die Arbeitsproduktivität kann auf zwei völlig unterschiedliche Arten gebildet werden. Die Aussage, die dabei getroffen werden soll, ist die gleiche: Wie hoch ist der Pro-Kopf-Umsatz? Steigt oder fällt der Output pro eingesetztem Mitarbeiter?

Variante 1:

$$\textbf{Arbeitsproduktivität} = \frac{\textit{Gesamtleistung - Materialaufwand}}{\textit{Personalaufwand}} \; x100\%$$

Variante 2:

$$\textbf{Arbeitsproduktivität} = \frac{\textit{Gesamtleistung}}{\textit{Beschäftugungszahl}}$$

Die Arbeitsproduktivität steht in engem Zusammenhang mit den Personalkosten. Eine Erhöhung der Personalkosten sollte immer eine Erhöhung der Arbeitsproduktivität nach sich ziehen.

Kennzahlen sind dann sinnvoll, wenn verlässliche Vorjahresdaten oder Vergleichszahlen vorhanden sind. Der VDZI bietet im Zuge der Umfrage über die Zahlen des Jahresabschlusses seiner Mitgliedsbetriebe gegen ein geringes Entgelt eine Individualanalyse des Laborergebnisses an. Diese Individualanalyse ermöglicht einen Vergleich zum Branchendurchschnitt, insbesondere abgestimmt auf die individuelle Laborgröße. Jedem Unternehmer im Zahntechniker-Handwerk ist zu empfehlen, an der Datenerfassung teilzunehmen und die Individualanalyse anzufordern.

Dentka-Labor

Wie viel betriebswirtschaftliches Wissen braucht die Abrechnung zahntechnischer Leistungen? Diese Frage darf nicht nur unter dem Gesichtspunkt Abrechnung in Bezug auf die Rechnungslegung gestellt werden, sondern muss den komplexen Bereich der gesamten Betriebsführung hinterfragen. Welche Zahlen braucht ein Unternehmer im Zahntechniker-Handwerk, um seinen Betrieb auf einer gesicherten Datenbasis zu führen, die sich dann auch in der Abrechnung widerspiegelt? Wie schnell stehen diese Zahlen oder Daten dem modernen Unternehmer zur Verfügung und in welcher Weise lassen sich damit schnell und übersichtlich unterschiedliche wirtschaftliche Szenarien darstellen? Antworten auf diese Fragen gibt das zahntechnische Kalkulations- und Controlling System Dentka-Labor. Es basiert auf den Erfahrungen und dem Wissen von rund 20 Jahren intensiver Auseinandersetzung mit den betriebswirtschaftlichen Rahmenbedingungen des Zahntechniker-Handwerks und wird unter Berücksichtigung neuer Erkenntnisse stetig weiterentwickelt.

Dentka-Labor ermöglicht eine umfassende Darstellung aller betriebsnotwendigen Daten, um daraus eine forensisch sichere Preiskalkulation zu erstellen, die auch Dritten gegenüber überzeugend argumentiert werden kann, gibt Auskunft über den Leistungsgrad der einzelnen Mitarbeiter und ihren damit verbundenen Einfluss auf das Betriebsergebnis und erstellt Vorgaben für den Unternehmer und sein Unternehmen auf Basis der betriebseigenen Daten. Gerade im Hinblick auf die Anwendung der BEB Zahntechnik® in den Betrieben stellt es ein einzigartiges Instrument zur gesicherten Preiskalkulation dar. Ein EDV-Programm für kleines Geld, das in keinem Labor fehlen sollte.

Direkte Informationen erhalten Sie unter www.dentka.de

Die nachfolgende Darstellung soll einen Überblick über die technischen Möglichkeiten des Programms und seiner Leistungsfähigkeit, auch im Hinblick auf die in diesem Buch gemachten betriebswirtschaftlichen Aussagen, aufzeigen.

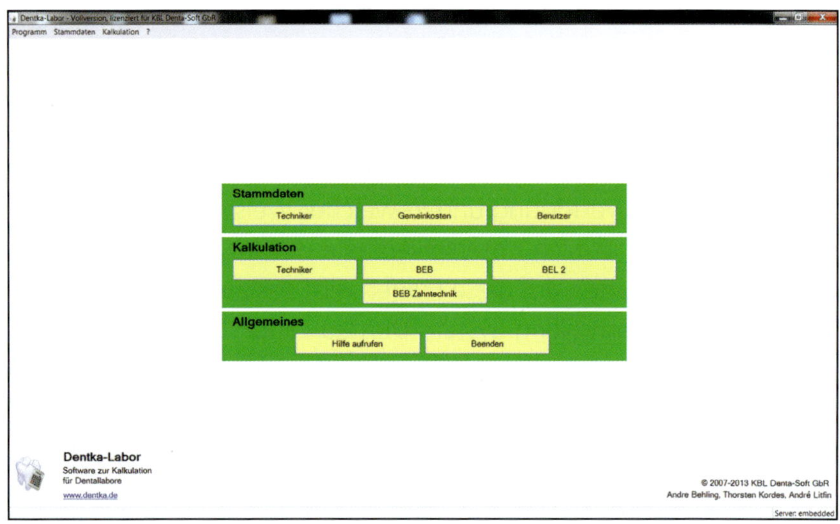

Das Startmaske ist die Navigationszentrale des Programms. Von hier aus werden die einzelnen Module des Kalkulationssystems angesteuert. Nach jedem Schließen eines Formulars kehrt das Programm automatisch hierher zurück. Die Formulare werden einfach durch Anklicken der entsprechenden Buttons geöffnet.

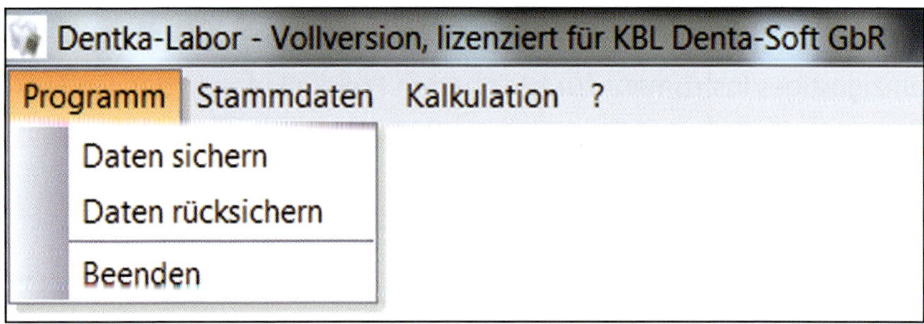

In der Menüleiste „Programm" können die Daten des Betriebes gesichert werden. Einfach „Daten sichern" anklicken und es wird eine komplette Datensicherung des Programms erstellt. Über den Button „Daten rücksichern" können die gesicherten Daten wieder in das Programm eingespielt werde. Eine Datensicherung ist immer sinnvoll wenn neue, externe Daten in das Programm übernommen werden sollen. In diesem Fall bietet das Programm automatisch eine Datensicherung an und es wird empfohlen diese durchzuführen.

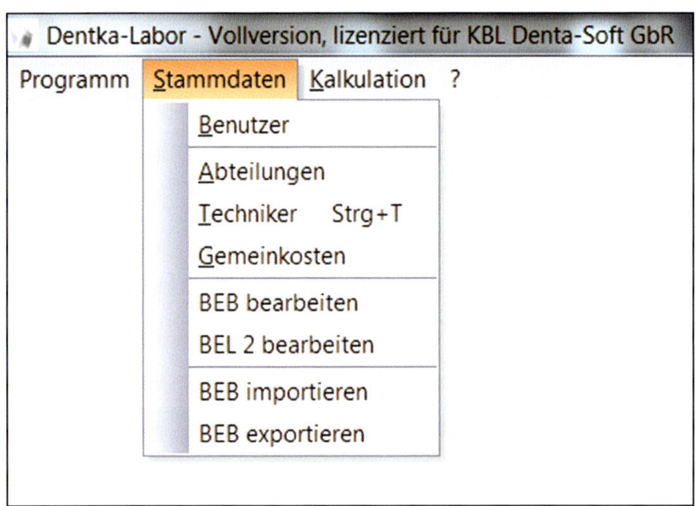

In der Menüleiste „Stammdaten" befinden sich die BEB- und BEL II-Listen zur Bearbeitung der Positionsnummern und Positionsbezeichnungen. Hier können alle Daten der Listen geändert werden, ganze Positionen gelöscht oder neu aufgenommen werden. In der BEB-Liste kann zusätzlich noch der Zeitwert und in der BEL 2-Liste der Preis geändert werden. Beim Einspielen der Daten der BEB Zahntechnik® aus dem Programm des VDZI sollten diese dort als CSV-Daten exportiert werden. Über „BEB importieren" werden diese Daten dann an die vorhandene BEB-Liste angefügt. Alle BEB-Daten können über den

Menüpunkt „BEB exportieren" anderen Programmen wie der laboreigenen Abrechnungssoftware zur Verfügung gestellt werden. Die Stammdaten für Benutzer, Abteilungen, Techniker und Gemeinkosten können von hier angesteuert werden. Die Daten im Bereich Abteilungen sollten nicht ohne Rücksprache mit dem Hersteller verändert werden, da hier kalkulationsrelevante Parameter hinterlegt sind.

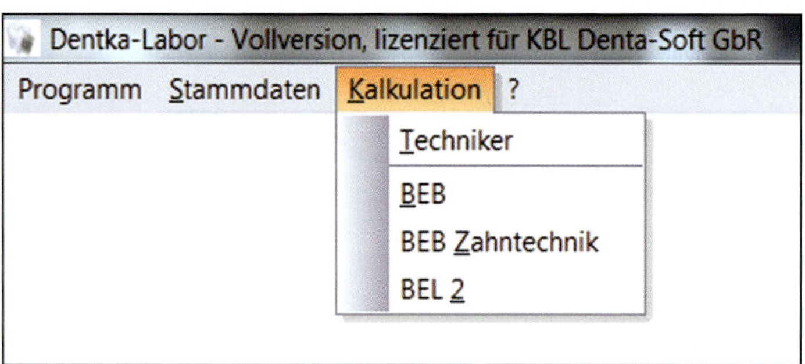

In der Menüleiste „Kalkulation" können die einzelnen Formulare der Kalkulations- und Controlling-Bereiche angesteuert werden. Leichter ist dieses jedoch über das Hauptmenü.

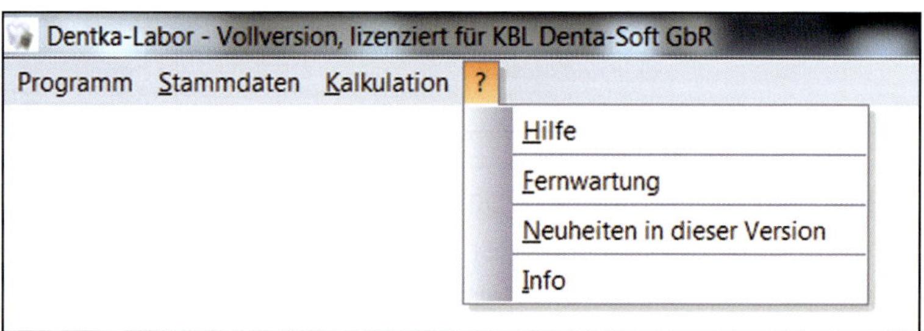

In der Menüleiste „?" erhalten sie Hilfe und Informationen zum und über das Programm. Mit dem Button „Hilfe" starten Sie das Hilfsprogramm wo Sie detaillierte Angaben zur Nutzung und Anwendung des Programms sowie ein Stichwortverzeichnis mit Erläuterungen von kalkulatorisch relevanten Ausdrücken finden.

Mit der „Fernwartung“ kann bei auftretenden technischen Problemen oder Fragen schnell und unkompliziert geholfen werden. Unter dem Punkt „Info“ sind alle Programm- und Kontaktdaten hinterlegt.

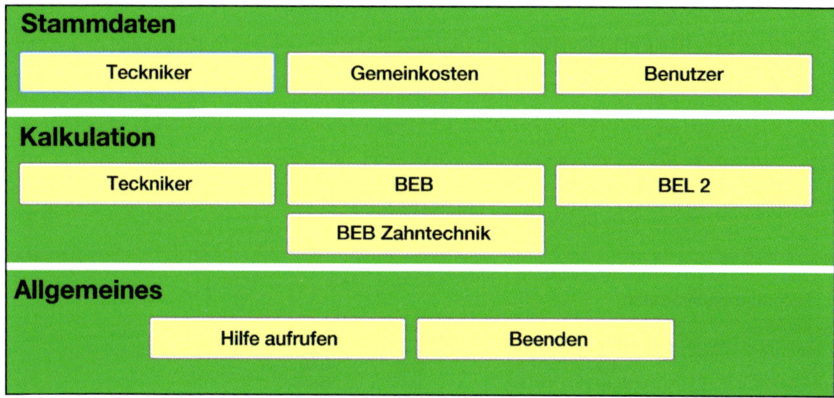

Das Hauptmenü ist die Navigationszentrale des Programms. Von hier aus werden die einzelnen Module angesteuert und nach jedem Schließen eines Formulars kehrt das Programm automatisch hierher zurück. Die Formulare werden einfach durch Anklicken der entsprechenden Buttons geöffnet.

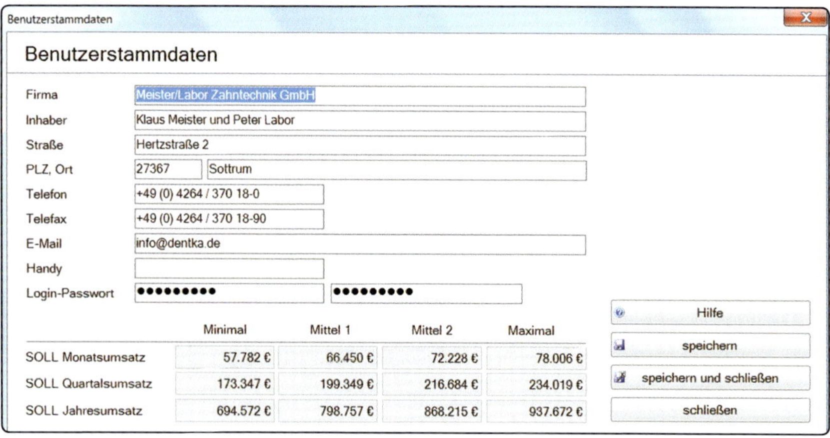

Über den Button „Benutzer" öffnet sich das Formular Benutzerstammdaten. Hier werden die notwendigen Daten des zahntechnischen Betriebes eingetragen. Diese dienen zur Verwaltung des Betriebes innerhalb des Programms und als Datenherkunft für betriebsspezifische Ausdrucke. Innerhalb des Formulars kann ein Login-Passwort für das Programm vergeben werden um die Daten vor dem Zugriff unbefugter Dritter zu schützen. Die Soll-Umsatzdaten ergeben sich aus den in das gesamte Programm eingegebenen Daten und werden noch gesondert erläutert.

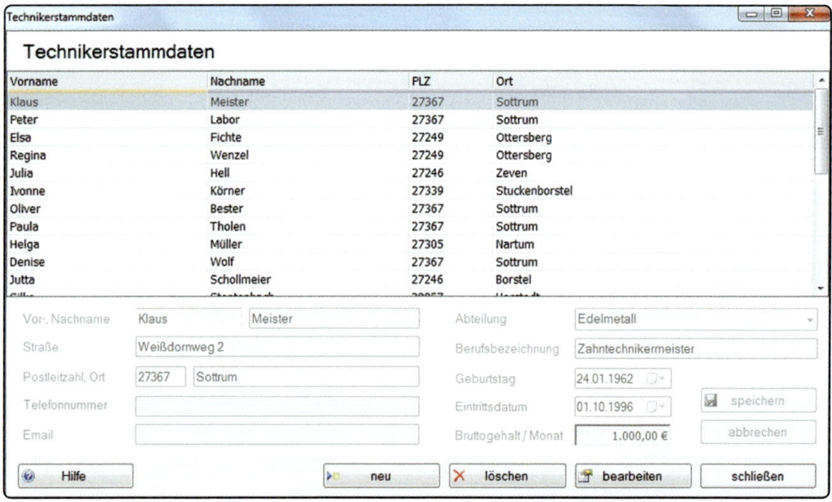

Über den Button „Techniker" öffnet sich das Formular Technikerstammdaten. Hier werden die Betriebsdaten aller Mitarbeiter erfasst. Neben den allgemeinen Personaldaten sind die Eingabe der Abteilung und die Eingabe des Gehalts (Bruttoarbeitslohn exkl. Sozialabgaben) erforderlich. Diese Daten sind für die Kalkulation relevant. Nur so können Daten für den einzelnen Mitarbeiter und den Betrieb ermittelt werden. Über den Button „neu" werden neue Mitarbeiter erfasst.

Nach der Neueingabe oder Änderung eines Datensatzes wird dieser über den Button „speichern" gespeichert. Die Mitarbeiterdaten werden dann in der Technikerliste angezeigt. Durch einmaliges klicken auf einen Mitarbeiter werden die gesamten Daten angezeigt. Durch klicken auf den Button „bearbeiten" können die Daten bearbeitet werden. Über den Button „löschen" kann der aktuell angezeigte Datensatz bzw. Mitarbeiter gelöscht werden. Dann können die neuen Daten durch Anklicken des Buttons „speichern" übernommen werden. Über den Button „schließen" wird das Formular geschlossen und Sie gelangen wieder in das Hauptmenü.
Der Vor- und Nachname, die Abteilung und das Bruttogehalt (exkl. Sozialabgaben) müssen unbedingt für jeden Mitarbeiter eingegeben werden. Beim Anklicken des Pfeils bei Abteilungen wird eine Auswahl der relevanten Möglichkeiten geöffnet.

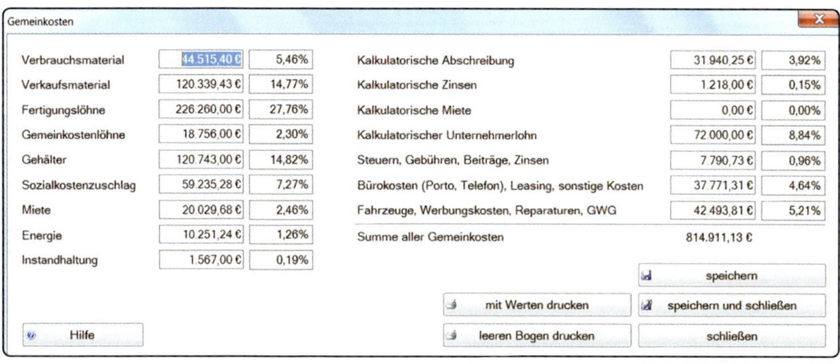

Über den Button „Gemeinkosten" öffnet sich das Eingabeformular für die betrieblichen Kosten. Die notwendigen Beträge werden gemeinsam mit dem Steuerberater, aus der laufenden Buchführung und den Daten des Jahresabschlusses, ermittelt. Die Kosten werden als Euro-Werte eingegeben, die Prozent-Werte werden automatisch berechnet. Der Wert der Fertigungslöhne muss in der Summe den Bruttolöhnen (Jahresbruttolohn, exklusive Sozialkosten) der Mitarbeiter der Fertigung in den Personalstammdaten entsprechen. Dies vereinfacht die Datenherkunft sehr da jeder Unternehmer die Bruttolöhne seiner Mitarbeiter, auch ohne Steuerberater, kennt. Da das Verkaufsmaterial in der Abrechnung nur ein Durchlaufender Posten ist, ergibt die Summe der Gemeinkosten abzüglich des Verkaufsmaterials die erste Vorgabe für den Betrieb, den Leistungsumsatz pro Jahr damit alle Kosten gedeckt sind.

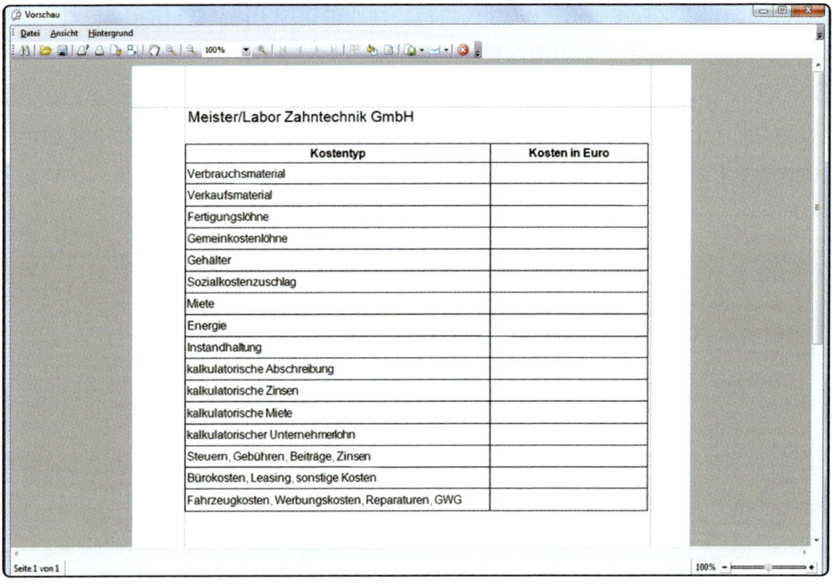

Meister/Labor Zahntechnik GmbH

Kostentyp	Kosten in Euro
Verbrauchsmaterial	
Verkaufsmaterial	
Fertigungslöhne	
Gemeinkostenlöhne	
Gehälter	
Sozialkostenzuschlag	
Miete	
Energie	
Instandhaltung	
kalkulatorische Abschreibung	
kalkulatorische Zinsen	
kalkulatorische Miete	
kalkulatorischer Unternehmerlohn	
Steuern, Gebühren, Beiträge, Zinsen	
Bürokosten, Leasing, sonstige Kosten	
Fahrzeugkosten, Werbungskosten, Reparaturen, GWG	

Über den Button „leeren Bogen drucken" kann ein Vordruck, als Vorgabe, für die gemeinsame Datenerfassung mit dem Steuerberater ausgedruckt werden. Über die Menüleiste kann dieser auch direkt an den Steuerberater per Email gesendet werden.

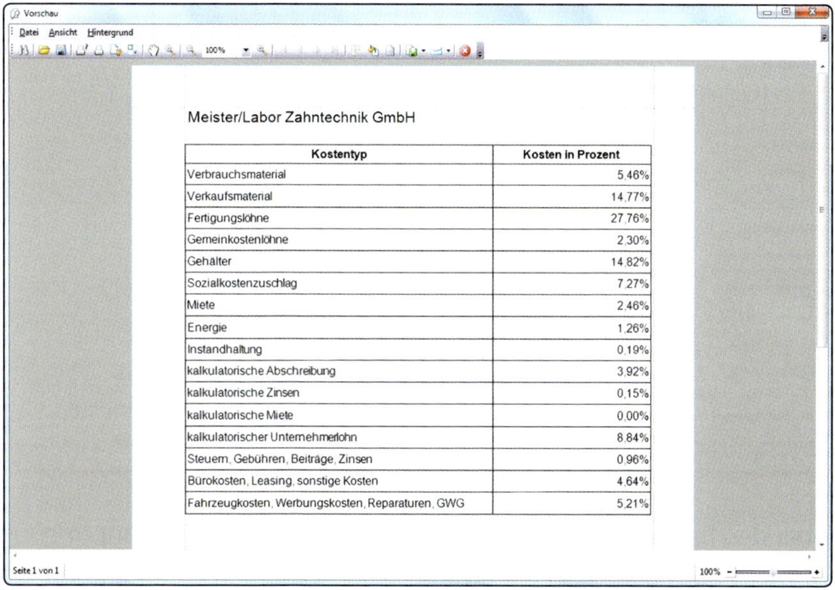

Meister/Labor Zahntechnik GmbH

Kostentyp	Kosten in Prozent
Verbrauchsmaterial	5,46%
Verkaufsmaterial	14,77%
Fertigungslöhne	27,76%
Gemeinkostenlöhne	2,30%
Gehälter	14,82%
Sozialkostenzuschlag	7,27%
Miete	2,46%
Energie	1,26%
Instandhaltung	0,19%
kalkulatorische Abschreibung	3,92%
kalkulatorische Zinsen	0,15%
kalkulatorische Miete	0,00%
kalkulatorischer Unternehmerlohn	8,84%
Steuern, Gebühren, Beiträge, Zinsen	0,96%
Bürokosten, Leasing, sonstige Kosten	4,64%
Fahrzeugkosten, Werbungskosten, Reparaturen, GWG	5,21%

Über den Button „mit Werten drucken" können die Kosten des Betriebes ausgedruckt und archiviert werden. Die hier angezeigten Daten sind von elementarer Bedeutung für die Ermittlung von Strukturdaten zur Kostenrechnung in zahntechnischen Betrieben. Eine Auswertung dieser Daten bei den Innungen oder dem VDZI, innerhalb virtueller Betriebe, könnte eine wichtige Unterstützung bei der Forderung und Umsetzung marktgerechter Preise sein. Auch hier können die Daten direkt per E-mail, über die Menüleiste versendet werden.

Technikerberechnung

Techniker	Abteilung	Gehalt
Bester, Oliver	Modellguss	2.600,00 €

	Minimal	Mittel 1	Mittel 2	Maximal
Wagnis	0,00%	5,00%	5,00%	5,00%
Gewinn	0,00%	10,00%	20,00%	30,00%
Fertigungslohn	0,30 €			
Selbstkosten	0,92 €			
Kalkulationsbasis	0,92 €	1,06 €	1,15 €	1,25 €
Stundenumsatz	55,43 €	63,74 €	69,28 €	74,83 €
Tagesumsatz	443,41 €	509,93 €	554,27 €	598,61 €
Monatsumsatz	7.981 €	9.179 €	9.977 €	10.775 €
Jahresumsatz	95.778 €	110.144 €	119.722 €	129.300 €
IST Monatsumsatz	0,00 €			
produktive Zeit / Monat [Std.]	0,00	0,00	0,00	0,00

Arbeitsstunden / Tag	8,0
Arbeitstage / Monat	18
Arbeitstage / Jahr	216

Hilfe

drucken

speichern

speichern und schließen

schließen

Über den Button „Techniker" im Bereich Kalkulation des Hauptmenüs wird das Formular für die individuelle Technikerberechnung aufgerufen. Die hier entstandenen Daten bilden das Herzstück für die individuelle Kalkulation und Kostenrechnung des Betriebes. Über den Pfeil neben dem Anzeigefeld Techniker wird ein Mitarbeiter oder eine Mitarbeiterin ausgewählt. Automatisch werden Abteilung und monatlicher Bruttolohn angezeigt. Nun müssen die Arbeitsstunden pro Tag und die Arbeitstage pro Jahr eingegeben werden. Die Arbeitstage pro Monat werden durch Teilung der Jahresarbeitstage durch 12 Monate festgelegt. Das „Wagnis in %" des Betriebes wird individuell eingegeben. Eine Quote von 5% sollte im Hinblick auf die Qualität der Arbeiten des Betriebes, nach Möglichkeit, nicht überschritten werden. Die Höhe des „Gewinn in %" richtet sich nach den Wünschen und Einschätzungen des Betriebsinhabers. Bei „Wagnis in %" und „Gewinn in %" sind „0" Eingaben zulässig. Dies bietet die Möglichkeit auf einfache Weise den „break even point" eines Mitarbeiters oder des ganzen Betriebes zu berechnen. Insgesamt sind vier unterschiedliche Eingabemöglichkeiten vorhanden und sollten dementsprechend genutzt werde. Ich habe mich für meine Berechnungen, durchgehend bei allen Mitarbeitern, für das abgebildete Berechnungsschema entschieden. Die Höhe des Gewinns ist wie schon im Buch beschrieben abhängig vom Auslastungsgrad des Betriebes. Die Erfahrung hat gezeigt, wenn ich am Jahresende 10% Gewinn erhalten möchte muss ich meine Preise mit einem Gewinn von 20 bis 30% kalkulieren. Alle Berechnungen gehen von einer 100%igen Auslastung aus, was technisch kaum zu realisieren ist.

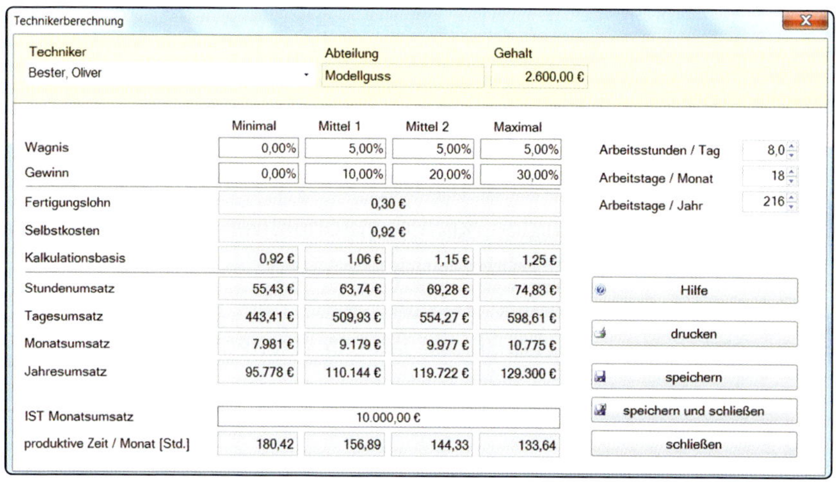

Durch Eingabe des „Ist Monatsumsatz" ermittelt das Programm die produktive Zeit des Mitarbeiters oder der Mitarbeiterin. Ein Vergleich mit den Daten der Zeiterfassung des Betriebes für die Mitarbeiter kann die Produktivität dieser Person darstellen. Ein hoher Produktivitätsgrad der Mitarbeiter des Betriebes verbessert den betrieblichen Erfolg. Zu berücksichtigen sind hierbei noch nicht abgerechnete Arbeiten, die monatsübergreifend erstellt werden.

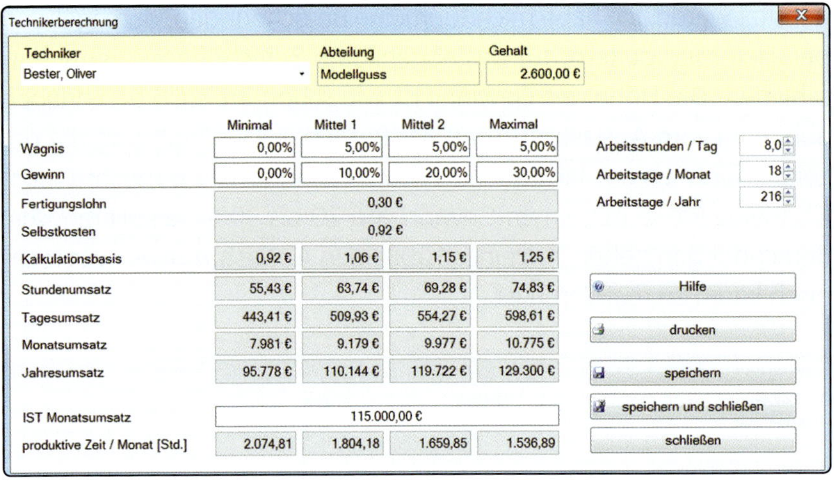

Natürlich kann bei „Ist Monatsumsatz" auch der Jahresumsatz eingegeben werden. Hier werden dann die produktiven Stunden pro Jahr angezeigt. Dieser Wert beschreibt die Leistung des Mitarbeiters oder der Mitarbeiterin wesentlich exakter weil er über einen langen Zeitraum entstanden ist und auch alle Jahresfehlzeiten enthält.

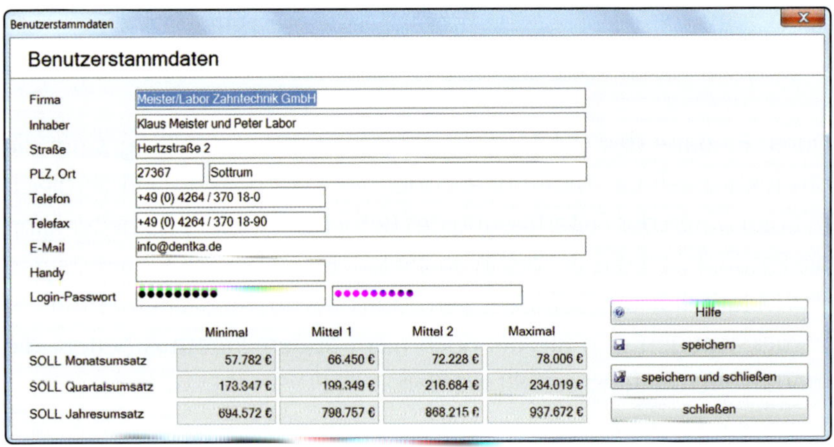

Aus den Werten (Minimal, Mittel1, Mittel 2, Maximal) der einzelnen Mitarbeiter generiert das Programm automatisch die Soll-Vorgabewerte für den Betrieb. Hierbei handelt es sich um reine Leistungsumsätze. Anhand dieser Vorgaben kann der Betriebsinhaber prüfen wo er mit seinem Betrieb steht, welcher Gewinn zu erwarten ist und wie die Veränderungen gegenüber dem Vorjahr sind. Durch diese Transparenz der Erwartungszahlen können außerdem schon frühzeitig Maßnahmen eingeleitet werden wenn sich ein negativer Trend des laufenden Geschäftsjahres abzeichnet. Die Wirkung der beabsichtigten Maßnahmen kann sofort, durch Veränderung der Zahlen im Techniker- und Gemeinkostenbereich, überprüft und feinjustiert werden.
Über den Button „ BEL 2" im Bereich Kalkulation des Hauptmenüs wird das Formular für die individuellen Zeitberechnungen der BEL II Positionen aufgerufen. Durch Auswählen eines Mitarbeiters werden, unter Berücksichtigung der individuellen Parameter, seine Zeiten für die einzelnen Positionen angegeben. Hier findet eine Rückkalkulation über den Preis auf die dadurch zur Verfügung stehende Zeit statt.

Bitte wählen Sie den Techniker [illegible]s, dessen Zeiten Sie berechnen m[illegible]hten

Techniker	Abteilung	Gehalt
Bester, Oliver	Modellguss	2.600,00 €

Nummer	Bezeichnung	VK-Preis	Min. (0,0%, 0,0%)	Mit. 1 (5,0%, 10,...	Mit. 2 (5,0%, 20,...	Max. (5,0%, 30,...
00[illegible]0	Modell	5,60 €	6,06	5,27	4,85	4,49
00[illegible]8	Modell f. Implantatvers[illegible]rgung	5,60 €	6,06	5,27	4,85	4,49
00[illegible]1	Doublieren	10,38 €	11,24	9,77	8,99	8,32
00[illegible]2	Platzhalter einfügen	11,13 €	12,05	10,48	9,64	8,92
00[illegible]3	Verwendung von Kuns[illegible]toff	11,13 €	12,05	10,48	9,64	8,92
00[illegible]4	Galvanisieren	11,13 €	12,05	10,48	9,64	8,92
00[illegible]0	Set-up	8,93 €	9,67	8,41	7,73	7,16
00[illegible]1	Stumpfm./Sägemodell	8,99 €	9,73	8,46	7,79	7,21
00[illegible]2	Stumpfm./Einzelstum[illegible]modell	8,99 €	9,73	8,46	7,79	7,21
0[illegible]53	Stumpfm./Mod. Übera[illegible]druck	8,99 €	9,73	8,46	7,79	7,21
0[illegible]54	Stumpfm./Set-up-Mod[illegible]l	9,06 €	9,81	8,53	7,85	7,26
0[illegible]55	Stumpfm./Fräsmodell	8,99 €	9,73	8,46	7,79	7,21
0[illegible]50	Zahnkranz	4,56 €	4,94	4,29	3,95	3,66
0[illegible]70	Zahnkranz sockeln	4,82 €	5,22	4,54	4,17	3,87
0[illegible]11	Modellpaar trimmen	7,60 €	8,23	7,15	6,58	6,09
0[illegible]12	Fixator	7,31 €	7,91	6,88	6,33	5,86
0[illegible]20	Mittelwertartikulator	8,23 €	8,91	7,75	7,13	6,6
0[illegible]28	Mittelwertartikulator b[illegible] Implantatvers.	8,23 €	8,91	7,75	7,13	6,6
0[illegible]30	Modellpaar sockeln	15,70 €	17	14,78	13,6	12,59
0[illegible]01	Basis für Vorbißnahm[illegible]	7,15 €	7,74	6,73	6,19	5,73
0[illegible]02	Basis für Konstruktion[illegible]biß	6,90 €	7,47	6,5	5,98	5,53
0[illegible]11	Basis Autopol./ Indiv.[illegible]öffel	19,21 €	20,79	18,08	16,64	15,4
0[illegible]12	Basis Autopol./ Funkt[illegible]nsl.	19,21 €	20,79	18,08	16,64	15,4
0[illegible]13	Basis für Bißregistr.	19,21 €	20,79	18,08	16,64	15,4
0[illegible]14	Basis Autopol./ Stütz[illegible]ftreg.	19,21 €	20,79	18,08	16,64	15,4
0[illegible]15	Basis Autop./Kst.-B. f. Aufst.	19,21 €	20,79	18,08	16,64	15,4
0[illegible]16	Basis f. Bissreg. b. Im[illegible]lantatvers.	19,21 €	20,79	18,08	16,64	15,4
0[illegible]18	Basis f. Aufst. b. Imp[illegible]ntatvers.	19,21 €	20,79	18,08	16,64	15,4
0[illegible]20	Bißwall	5,51 €	5,97	5,19	4,77	4,42
0[illegible]28	Bisswall b. Implantat[illegible]rsorgung	5,51 €	5,96	5,19	4,77	4,42
0[illegible]30	Registrieplatte u. -sti[illegible] auf Basen	24,65 €	26,68	23,2	21,35	19,77
0[illegible]40	Übertragungskappe	21,11 €	22,85	19,87	18,28	16,93
0[illegible]10	Provisorische Krone	27,26 €	29,51	25,66	23,61	21,86
0[illegible]20	Formteil	15,05 €	16,29	14,17	13,03	12,07
[illegible]013	Wurzelstiftkappe	65,77 €	71,2	61,91	56,96	52,74
[illegible]021	Vollkrone Metall	70,71 €	76,54	66,56	61,24	56,7
[illegible]022	Teilkrone	70,06 €	75,84	65,95	60,67	56,18
[illegible]023	Flügel f. Adhäsivbrü[illegible]e, je Flügel	69,21 €	74,92	65,15	59,94	55,5
[illegible]024	Krone f. vestibuläre [illegible]erblendung	70,13 €	75,92	66,01	60,73	56,23

Druckvorschau | Liste drucken | Hilfe | schließen

Somit kann der Unternehmer erkennen ob die Leistung für den vorgegebenen Preis noch Leistungs- und Qualitätsgerecht erbracht werden kann. Alle berechneten Zeitwerte beinhalten schon die Rüst- und Verteilzeit. So ist es in diesem Formular z.B. möglich eine Position Preiskontrolle zu schaffen. Einfach diese Leistungsposition über die Stammdaten in die Liste eingeben und einen entsprechenden Preis eintragen. Nach dem öffnen und dem auswählen des Mitarbeiters kann nun kontrolliert werden welche Zeit zur Verfügung steht. Dies könnte notwendig werden wenn der Marktpreis einer BEB-Position eventuell deutlich unter dem kalkulierten Preis liegt. Des Weiteren kann dieses Szenario mit mehreren Mitarbeitern durchgespielt werden um zu sehen wer die Leistung zeitmäßig noch am sinnvollsten erbringen kann. Für die gesamte BEL-Liste kann der Unternehmer erkennen ob und in welcher Form er bei dem Gehaltsgefüge der Mitarbeiter mit einer gewinnbringenden Produktion, im Bereich der Regelversorgung und der gleichartigen Versorgung, rechnen kann. An dieser Stelle treten die schwächen einer fremdgesteuerten Höchstpreispolitik deutlich zu Tage. Die hier gewonnenen Erkenntnisse können und sollten in die Preisverhandlungen mit den Krankenkassen einfließen. Die Daten könnten wieder bei den Innungen oder dem VDZI zusammengeführt und ausgewertet werden.

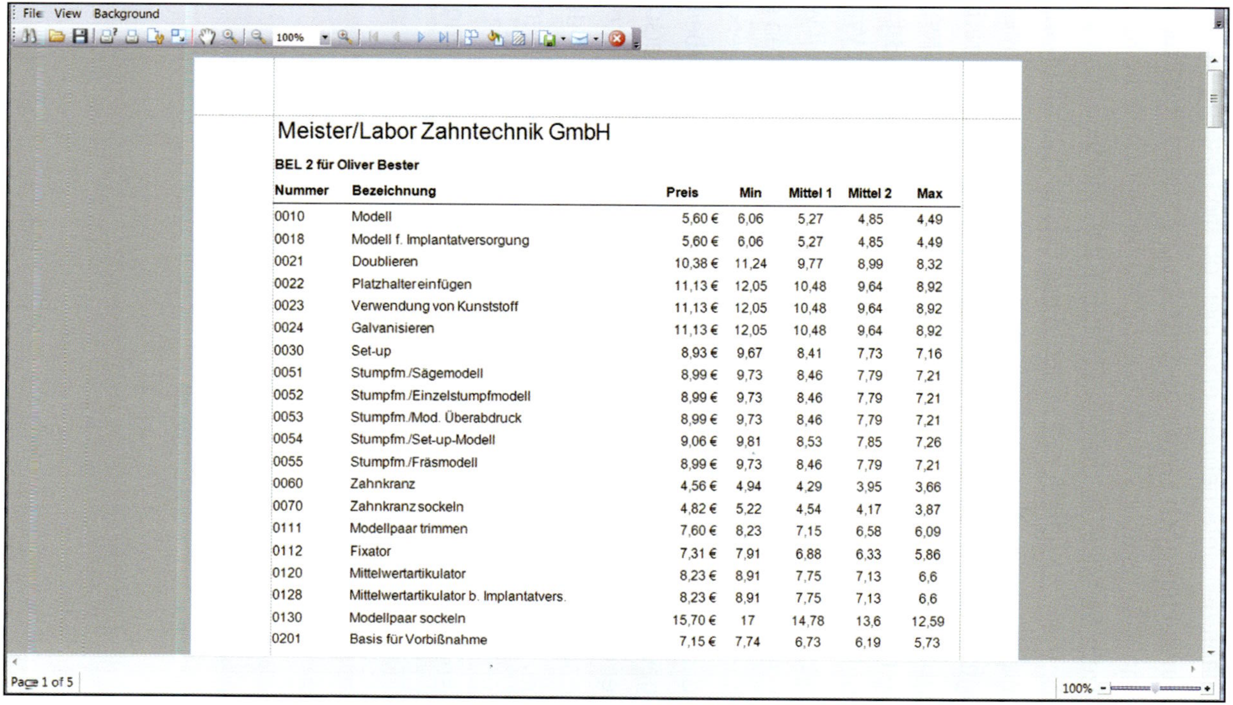

File View Background

100%

Meister/Labor Zahntechnik GmbH

BEL 2 für Oliver Bester

Nummer	Bezeichnung	Preis	Min	Mittel 1	Mittel 2	Max
0010	Modell	5,60 €	6,06	5,27	4,85	4,49
0018	Modell f. Implantatversorgung	5,60 €	6,06	5,27	4,85	4,49
0021	Doublieren	10,38 €	11,24	9,77	8,99	8,32
0022	Platzhalter einfügen	11,13 €	12,05	10,48	9,64	8,92
0023	Verwendung von Kunststoff	11,13 €	12,05	10,48	9,64	8,92
0024	Galvanisieren	11,13 €	12,05	10,48	9,64	8,92
0030	Set-up	8,93 €	9,67	8,41	7,73	7,16
0051	Stumpfm./Sägemodell	8,99 €	9,73	8,46	7,79	7,21
0052	Stumpfm./Einzelstumpfmodell	8,99 €	9,73	8,46	7,79	7,21
0053	Stumpfm./Mod. Überabdruck	8,99 €	9,73	8,46	7,79	7,21
0054	Stumpfm./Set-up-Modell	9,06 €	9,81	8,53	7,85	7,26
0055	Stumpfm./Fräsmodell	8,99 €	9,73	8,46	7,79	7,21
0060	Zahnkranz	4,56 €	4,94	4,29	3,95	3,66
0070	Zahnkranz sockeln	4,82 €	5,22	4,54	4,17	3,87
0111	Modellpaar trimmen	7,60 €	8,23	7,15	6,58	6,09
0112	Fixator	7,31 €	7,91	6,88	6,33	5,86
0120	Mittelwertartikulator	8,23 €	8,91	7,75	7,13	6,6
0128	Mittelwertartikulator b. Implantatvers.	8,23 €	8,91	7,75	7,13	6,6
0130	Modellpaar sockeln	15,70 €	17	14,78	13,6	12,59
0201	Basis für Vorbißnahme	7,15 €	7,74	6,73	6,19	5,73

Page 1 of 5

100%

Über den Button „Druckvorschau" oder „Liste drucken" können die Daten jederzeit ausgedruckt und für eine weitere Be- oder Verarbeitung genutzt werden. Auch das Versenden per Email ist über die Menüleiste möglich.
Über den Button „ BEB" im Bereich Kalkulation des Hauptmenüs wird das Formular für die Preisberechnung der BEB-Liste geöffnet. Vorhandene Preise können individuell überprüft werden und neue Preise lassen sich hier installieren. Ob über den Minutenverrechnungssatz der Mitarbeiter oder einen Stundenverrechnungssatz, alles ist möglich.

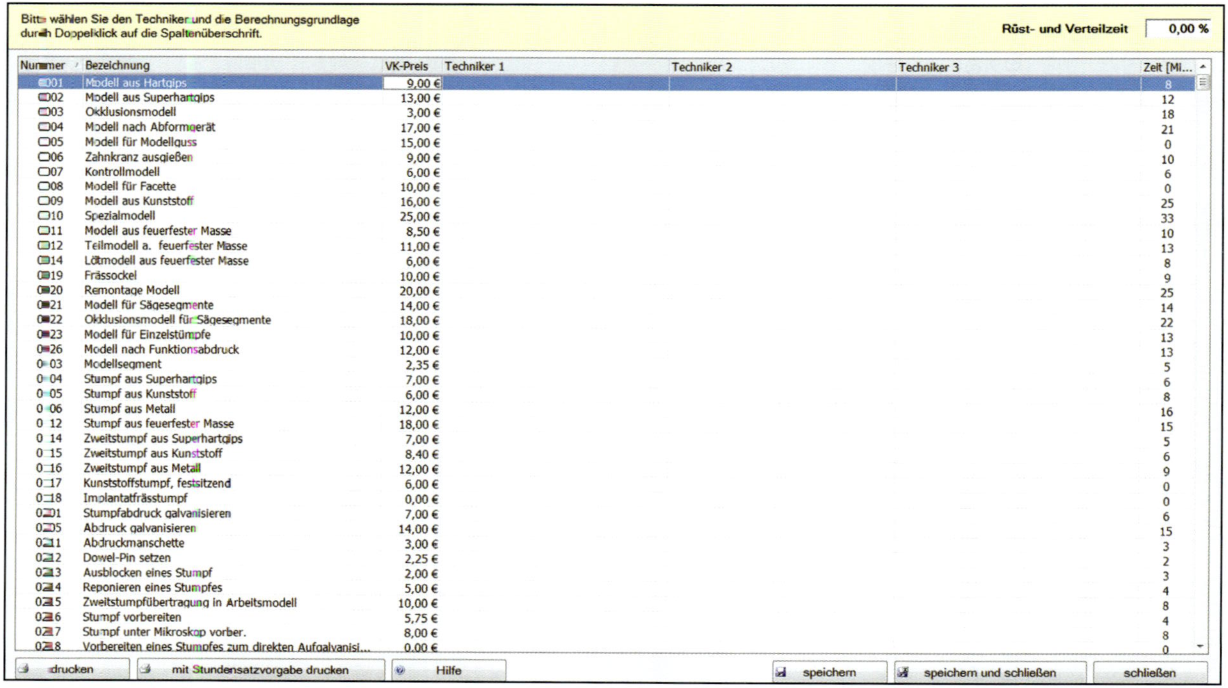

Bitte wählen Sie den Techniker und die Berechnungsgrundlage
durch Doppelklick auf die Spaltenüberschrift.

Rüst- und Verteilzeit 0,00 %

Nummer	Bezeichnung	VK-Preis	Techniker 1	Techniker 2	Techniker 3	Zeit [Mi...
001	Modell aus Hartgips	9,00 €				8
002	Modell aus Superhartgips	13,00 €				12
003	Okklusionsmodell	3,00 €				18
004	Modell nach Abformgerät	17,00 €				21
005	Modell für Modellguss	15,00 €				0
006	Zahnkranz ausgießen	9,00 €				10
007	Kontrollmodell	6,00 €				6
008	Modell für Facette	10,00 €				0
009	Modell aus Kunststoff	16,00 €				25
010	Spezialmodell	25,00 €				33
011	Modell aus feuerfester Masse	8,50 €				10
012	Teilmodell a. feuerfester Masse	11,00 €				13
014	Lötmodell aus feuerfester Masse	6,00 €				8
019	Frässockel	10,00 €				9
020	Remontage Modell	20,00 €				25
021	Modell für Sägesegmente	14,00 €				14
022	Okklusionsmodell für Sägesegmente	18,00 €				22
023	Modell für Einzelstümpfe	10,00 €				13
026	Modell nach Funktionsabdruck	12,00 €				13
0 03	Modellsegment	2,35 €				5
0 04	Stumpf aus Superhartgips	7,00 €				6
0 05	Stumpf aus Kunststoff	6,00 €				8
0 06	Stumpf aus Metall	12,00 €				16
0 12	Stumpf aus feuerfester Masse	18,00 €				15
0 14	Zweitstumpf aus Superhartgips	7,00 €				5
0 15	Zweitstumpf aus Kunststoff	8,40 €				6
0 16	Zweitstumpf aus Metall	12,00 €				9
0 17	Kunststoffstumpf, festsitzend	6,00 €				0
0 18	Implantatfrässtumpf	0,00 €				0
0 01	Stumpfabdruck galvanisieren	7,00 €				6
0 05	Abdruck galvanisieren	14,00 €				15
0 11	Abdruckmanschette	3,00 €				3
0 12	Dowel-Pin setzen	2,25 €				2
0 13	Ausblocken eines Stumpf	2,00 €				3
0 14	Reponieren eines Stumpfes	5,00 €				4
0 15	Zweitstumpfübertragung in Arbeitsmodell	10,00 €				8
0 16	Stumpf vorbereiten	5,75 €				4
0 17	Stumpf unter Mikroskop vorber.	8,00 €				8
0 18	Vorbereiten eines Stumpfes zum direkten Aufgalvanisi...	0,00 €				0

drucken | mit Stundensatzvorgabe drucken | Hilfe | speichern | speichern und schließen | schließen

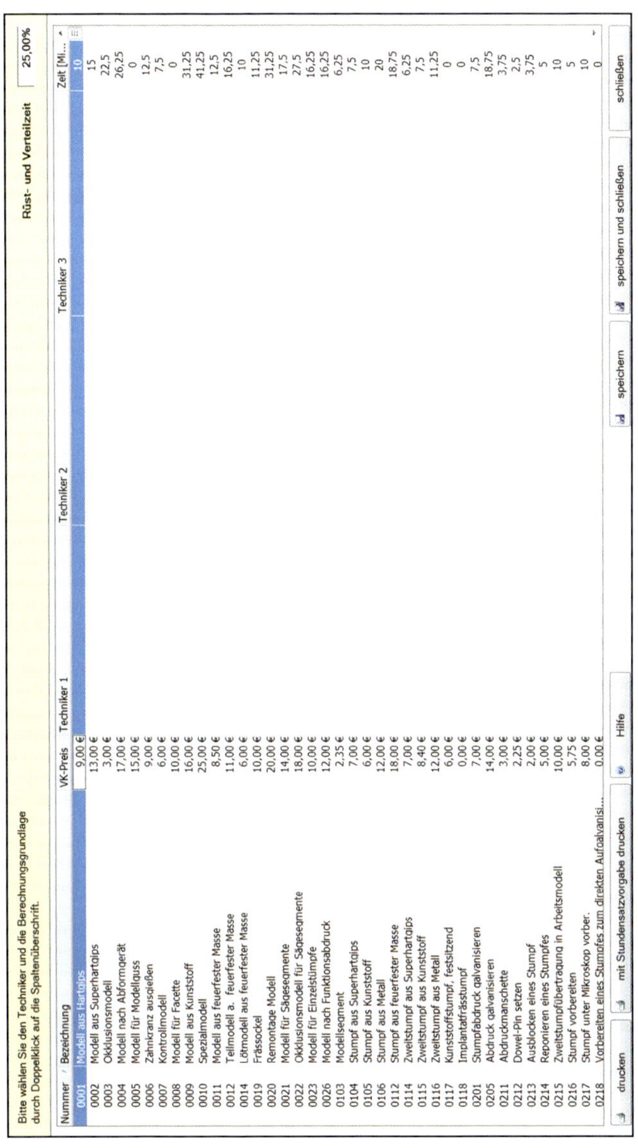

Bitte wählen Sie den Techniker und die Berechnungsgrundlage durch Doppelklick auf die Spaltenüberschrift.

Rüst- und Verteilzeit 25,00%

Nummer	Bezeichnung	VK-Preis	Techniker 1	Techniker 2	Techniker 3	Zeit [Mi...
0001	Modell aus Hartgips	9,00 €				10
0002	Modell aus Superhartgips	13,00 €				15
0003	Okklusionsmodell	3,00 €				22,5
0004	Modell nach Abformgerät	17,00 €				26,25
0005	Modell für Modellguss	15,00 €				0
0006	Zahnkranz ausgießen	9,00 €				12,5
0007	Kontrollmodell	6,00 €				7,5
0008	Modell für Facette	10,00 €				0
0009	Modell aus Kunststoff	16,00 €				31,25
0010	Spezialmodell	25,00 €				41,25
0011	Modell aus feuerfester Masse	8,50 €				12,5
0012	Teilmodell a. feuerfester Masse	11,00 €				16,25
0014	Lötmodell aus feuerfester Masse	6,00 €				10
0019	Frässockel	10,00 €				11,25
0020	Remontage Modell	20,00 €				31,25
0021	Modell für Sägesegmente	14,00 €				17,5
0022	Okklusionsmodell für Sägesegmente	18,00 €				27,5
0023	Modell für Einzelstümpfe	10,00 €				16,25
0026	Modell nach Funktionsabdruck	12,00 €				16,25
0103	Modellsegment	2,35 €				6,25
0104	Stumpf aus Superhartgips	7,00 €				7,5
0105	Stumpf aus Kunststoff	6,00 €				10
0106	Stumpf aus Metall	12,00 €				20
0112	Stumpf aus feuerfester Masse	18,00 €				18,75
0114	Zweitstumpf aus Superhartgips	7,00 €				6,25
0115	Zweitstumpf aus Kunststoff	8,40 €				7,5
0116	Zweitstumpf aus Metall	12,00 €				11,25
0117	Kunststoffstumpf, festsitzend	6,00 €				0
0118	Implantatfrässtumpf	0,00 €				0
0201	Stumpfabdruck galvanisieren	7,00 €				7,5
0205	Abdruck galvanisieren	14,00 €				18,75
0211	Abdruckmanschette	3,00 €				3,75
0212	Dowel-Pin setzen	2,25 €				2,5
0213	Ausblocken eines Stumpf	2,00 €				3,75
0214	Reponieren eines Stumpfes	5,00 €				5
0215	Zweitstumpfübertragung in Arbeitsmodell	10,00 €				10
0216	Stumpf vorbereiten	5,75 €				5
0217	Stumpf unter Mikroskop vorber.	8,00 €				10
0218	Vorbereiten eines Stumpfes zum direkten Aufgalvanisi...	0,00 €				0

drucken | mit Stundensatzvorgabe drucken | Hilfe | speichern | speichern und schließen | schließen

In der rechten oberen Ecke wird der Prozentsatz für die Rüst- und Verteilzeit eingegeben.

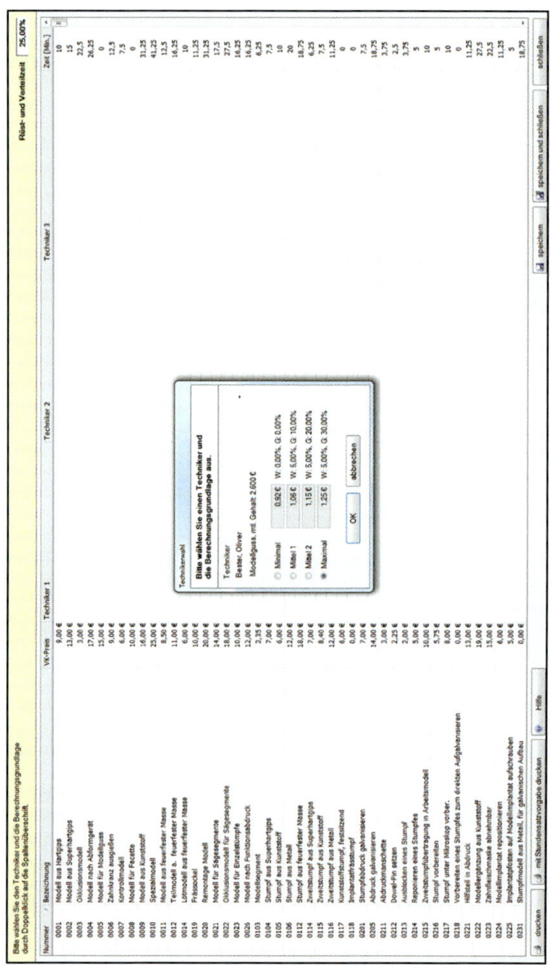

Durch Doppelklicken auf Techniker 1,2 oder drei wird eine Auswahlmaske geöffnet um einen Mitarbeiter oder eine Mitarbeiterin, mit den gewünschten Parametern, auszuwählen. Alle erdenklichen Kombinationen sind hier möglich um bis zu drei unterschiedliche Mitarbeiter oder einen Mitarbeiter mit drei unterschiedlichen Parametern anzuzeigen.

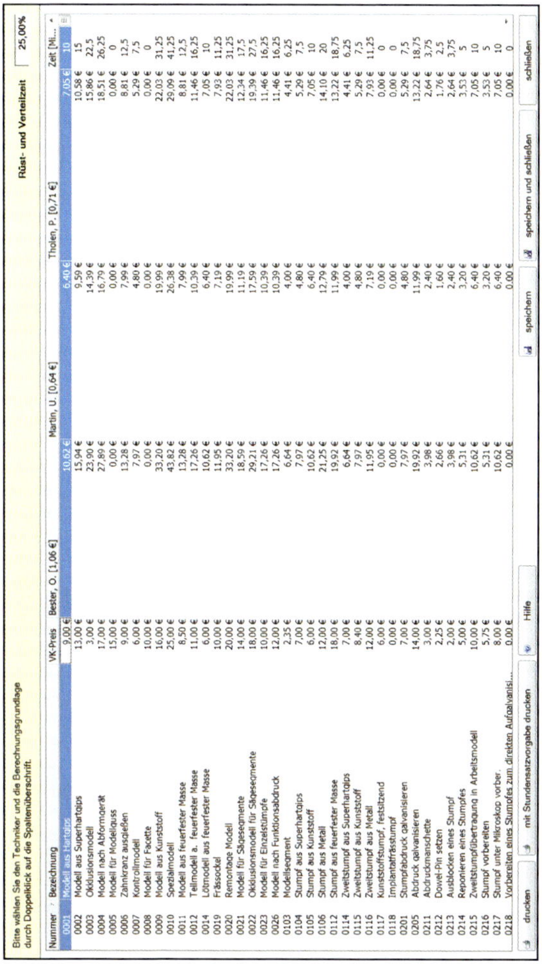

Bitte wählen Sie den Techniker und die Berechnungsgrundlage durch Doppelklick auf die Spaltenüberschrift.

Rüst- und Verteilzeit 25,00%

Nummer	Bezeichnung	VK-Preis	Bester, O. [1,06 €]	Martin, U. [0,64 €]	Tholen, P. [0,71 €]	Zeit [Mi...
0001	Modell aus Hartgips	9,00 €	10,62 €	6,40 €	7,05 €	10
0002	Modell aus Superhartgips	13,00 €	15,94 €	9,59 €	10,58 €	15
0003	Okklusionsmodell	3,00 €	23,90 €	14,39 €	15,86 €	22,5
0004	Modell nach Abformgerät	17,00 €	27,89 €	16,79 €	18,51 €	26,25
0005	Modell für Modellguss	15,00 €	0,00 €	0,00 €	0,00 €	0
0006	Zahnkranz ausgießen	9,00 €	13,28 €	7,99 €	8,81 €	12,5
0007	Kontrollmodell	6,00 €	7,97 €	4,80 €	5,29 €	7,5
0008	Modell für Facette	10,00 €	0,00 €	0,00 €	0,00 €	0
0009	Modell aus Kunststoff	16,00 €	33,20 €	19,99 €	22,03 €	31,25
0010	Spezialmodell	25,00 €	43,82 €	26,38 €	29,09 €	41,25
0011	Modell aus feuerfester Masse	8,50 €	13,28 €	7,99 €	8,81 €	12,5
0012	Teilmodell a. feuerfester Masse	11,00 €	17,26 €	10,39 €	11,46 €	16,25
0014	Lötmodell aus feuerfester Masse	6,00 €	10,62 €	6,40 €	7,05 €	10
0019	Frässockel	10,00 €	11,95 €	7,19 €	7,93 €	11,25
0020	Remontage Modell	20,00 €	33,20 €	19,99 €	22,03 €	31,25
0021	Modell für Sägesegmente	14,00 €	18,59 €	11,19 €	12,34 €	17,5
0022	Okklusionsmodell für Sägesegmente	18,00 €	29,21 €	17,59 €	19,39 €	27,5
0023	Modell für Einzelstümpfe	10,00 €	17,26 €	10,39 €	11,46 €	16,25
0026	Modell nach Funktionsabdruck	12,00 €	17,26 €	10,39 €	11,46 €	16,25
0103	Modellsegment	2,35 €	6,64 €	4,00 €	4,41 €	6,25
0104	Stumpf aus Superhartgips	7,00 €	7,97 €	4,80 €	5,29 €	7,5
0105	Stumpf aus Kunststoff	6,00 €	10,62 €	6,40 €	7,05 €	10
0106	Stumpf aus Metall	12,00 €	21,25 €	12,79 €	14,10 €	20
0112	Stumpf aus feuerfester Masse	18,00 €	19,92 €	11,99 €	13,22 €	18,75
0114	Zweitstumpf aus Superhartgips	7,00 €	6,64 €	4,00 €	4,41 €	6,25
0115	Zweitstumpf aus Kunststoff	8,40 €	7,97 €	4,80 €	5,29 €	7,5
0116	Zweitstumpf aus Metall	12,00 €	11,95 €	7,19 €	7,93 €	11,25
0117	Kunststoffstumpf, festsitzend	6,00 €	0,00 €	0,00 €	0,00 €	0
0118	Implantatfrässtumpf	0,00 €	0,00 €	0,00 €	0,00 €	0
0201	Stumpfabdruck galvanisieren	7,00 €	7,97 €	4,80 €	5,29 €	7,5
0205	Abdruck galvanisieren	14,00 €	19,92 €	11,99 €	13,22 €	18,75
0211	Abdruckmanschette	3,00 €	3,98 €	2,40 €	2,64 €	3,75
0212	Dowel-Pin setzen	2,25 €	2,66 €	1,60 €	1,76 €	2,5
0213	Ausblocken eines Stumpf	2,00 €	3,98 €	2,40 €	2,64 €	3,75
0214	Reponieren eines Stumpfes	5,00 €	5,31 €	3,20 €	3,53 €	5
0215	Zweitstumpfübertragung in Arbeitsmodell	10,00 €	10,62 €	6,40 €	7,05 €	10
0216	Stumpf vorbereiten	5,75 €	5,31 €	3,20 €	3,53 €	5
0217	Stumpf unter Mikroskop vorber.	8,00 €	10,62 €	6,40 €	7,05 €	10
0218	Vorbereiten eines Stumpfes zum direkten Aufgalvanisi...	0,00 €	0,00 €	0,00 €	0,00 €	0

drucken | mit Stundensatzvorgabe drucken | Hilfe | speichern | speichern und schließen | schließen

Aufgrund der Auswahl werden nun die Preise, auf Basis der Zeitwerte der Positionen, für die einzelnen Bereiche angezeigt. Hier kann der Unternehmer ersehen wo er mit seinem bisherigen Preis steht und wie eine neue Preisgestaltung aussehen sollte. Liegt der zu erzielende Marktpreis unter den kalkulierten Preisen kann jetzt über weitergehende Maßnahmen nachgedacht werden.

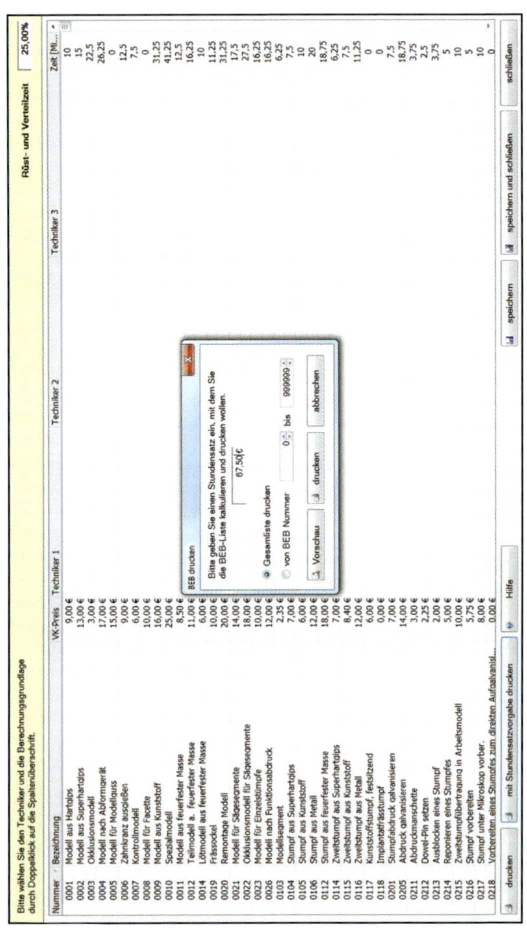

Der Button „mit Stundensatzvorgabe drucken" öffnet eine Eingabemaske um einen individuellen Stundenverrechnungssatz einzugeben. Die Rüst- und Verteilzeit ist auch hierbei zu berücksichtigen. Es besteht die Möglichkeit die gesamte Liste mit einem Stundenverrechnungssatz auszudrucken oder durch Eingabe der Positionsnummern einen Teilbereich der Liste zu berechnen und zu drucken. Es kann eine Vorschau angezeigt oder sofort gedruckt werden.

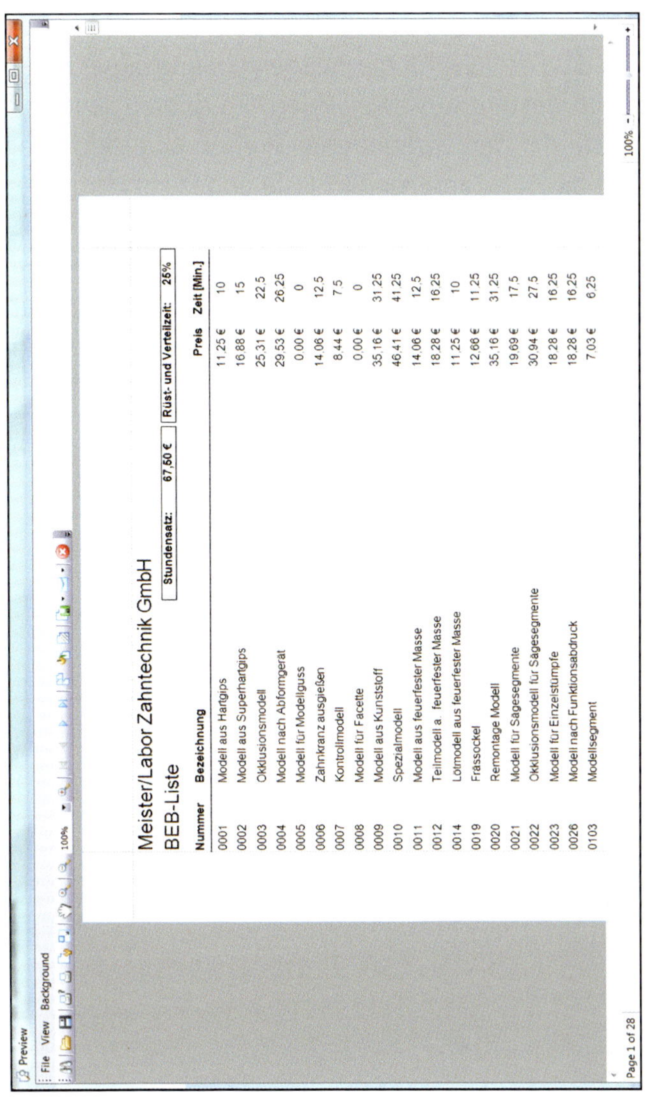

Meister/Labor Zahntechnik GmbH

BEB-Liste

Stundensatz: 67,50 €

Rüst- und Verteilzeit: 25%

Nummer	Bezeichnung	Preis	Zeit [Min.]
0001	Modell aus Hartgips	11,25 €	10
0002	Modell aus Superhartgips	16,88 €	15
0003	Okklusionsmodell	25,31 €	22,5
0004	Modell nach Abformgerät	29,53 €	26,25
0005	Modell für Modellguss	0,00 €	0
0006	Zahnkranz ausgießen	14,06 €	12,5
0007	Kontrollmodell	8,44 €	7,5
0008	Modell für Facette	0,00 €	0
0009	Modell aus Kunststoff	35,16 €	31,25
0010	Spezialmodell	46,41 €	41,25
0011	Modell aus feuerfester Masse	14,06 €	12,5
0012	Teilmodell a. feuerfester Masse	18,28 €	16,25
0014	Lötmodell aus feuerfester Masse	11,25 €	10
0019	Frässockel	12,66 €	11,25
0020	Remontage Modell	35,16 €	31,25
0021	Modell für Sägesegmente	19,69 €	17,5
0022	Okklusionsmodell für Sägesegmente	30,94 €	27,5
0023	Modell für Einzelstümpfe	18,28 €	16,25
0026	Modell nach Funktionsabdruck	18,28 €	16,25
0103	Modellsegment	7,03 €	6,25

Die Daten können jederzeit ausgedruckt und für eine weitere Be- oder Verarbeitung genutzt werden. Auch das Versenden per Email ist über die Menüleiste möglich.

Über den Button „BEB Zahntechnik" im Bereich Kalkulation des Hauptmenüs wird das Formular für die Preisberechnung dieser Liste geöffnet. Das Formular besteht aus zwei Teilen. Im oberen Teil wird die BEB 97/2004 Liste mit den vorhandenen Preisen angezeigt während im unteren Teil die BEB Zahntechnik®-Liste angezeigt wird. Dies soll gewährleisten, dass das Labor seine neu gewonnen Daten mit den vorhandenen Preisen vergleichen kann, um eine realistische Einschätzung des eventuell neuen Preises zu gewährleisten. Dem Gedanken der preisneutralen und damit verbundenen umsatzneutralen Umsetzung der BEB Zahntechnik® wurde damit Rechnung getragen.

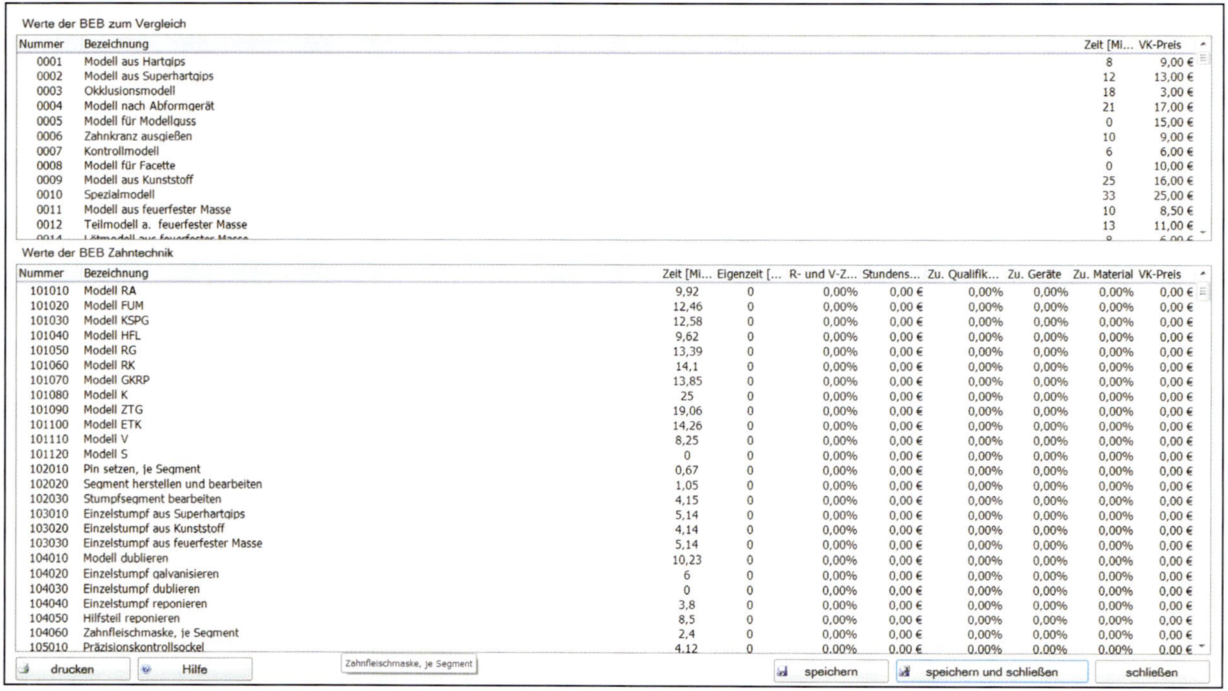

Werte der BEB zum Vergleich

Nummer	Bezeichnung	Zeit [Mi...	VK-Preis
0001	Modell aus Hartgips	8	9,00 €
0002	Modell aus Superhartgips	12	13,00 €
0003	Okklusionsmodell	18	3,00 €
0004	Modell nach Abformgerät	21	17,00 €
0005	Modell für Modellguss	0	15,00 €
0006	Zahnkranz ausgießen	10	9,00 €
0007	Kontrollmodell	6	6,00 €
0008	Modell für Facette	0	10,00 €
0009	Modell aus Kunststoff	25	16,00 €
0010	Spezialmodell	33	25,00 €
0011	Modell aus feuerfester Masse	10	8,50 €
0012	Teilmodell a. feuerfester Masse	13	11,00 €

Werte der BEB Zahntechnik

Nummer	Bezeichnung	Zeit [Mi...	Eigenzeit [...	R- und V-Z...	Stundens...	Zu. Qualifik...	Zu. Geräte	Zu. Material	VK-Preis
101010	Modell RA	9,92	0	0,00%	0,00 €	0,00%	0,00%	0,00%	0,00 €
101020	Modell FUM	12,46	0	0,00%	0,00 €	0,00%	0,00%	0,00%	0,00 €
101030	Modell KSPG	12,58	0	0,00%	0,00 €	0,00%	0,00%	0,00%	0,00 €
101040	Modell HFL	9,62	0	0,00%	0,00 €	0,00%	0,00%	0,00%	0,00 €
101050	Modell RG	13,39	0	0,00%	0,00 €	0,00%	0,00%	0,00%	0,00 €
101060	Modell RK	14,1	0	0,00%	0,00 €	0,00%	0,00%	0,00%	0,00 €
101070	Modell GKRP	13,85	0	0,00%	0,00 €	0,00%	0,00%	0,00%	0,00 €
101080	Modell K	25	0	0,00%	0,00 €	0,00%	0,00%	0,00%	0,00 €
101090	Modell ZTG	19,06	0	0,00%	0,00 €	0,00%	0,00%	0,00%	0,00 €
101100	Modell ETK	14,26	0	0,00%	0,00 €	0,00%	0,00%	0,00%	0,00 €
101110	Modell V	8,25	0	0,00%	0,00 €	0,00%	0,00%	0,00%	0,00 €
101120	Modell S	0	0	0,00%	0,00 €	0,00%	0,00%	0,00%	0,00 €
102010	Pin setzen, je Segment	0,67	0	0,00%	0,00 €	0,00%	0,00%	0,00%	0,00 €
102020	Segment herstellen und bearbeiten	1,05	0	0,00%	0,00 €	0,00%	0,00%	0,00%	0,00 €
102030	Stumpfsegment bearbeiten	4,15	0	0,00%	0,00 €	0,00%	0,00%	0,00%	0,00 €
103010	Einzelstumpf aus Superhartgips	5,14	0	0,00%	0,00 €	0,00%	0,00%	0,00%	0,00 €
103020	Einzelstumpf aus Kunststoff	4,14	0	0,00%	0,00 €	0,00%	0,00%	0,00%	0,00 €
103030	Einzelstumpf aus feuerfester Masse	5,14	0	0,00%	0,00 €	0,00%	0,00%	0,00%	0,00 €
104010	Modell dublieren	10,23	0	0,00%	0,00 €	0,00%	0,00%	0,00%	0,00 €
104020	Einzelstumpf galvanisieren	6	0	0,00%	0,00 €	0,00%	0,00%	0,00%	0,00 €
104030	Einzelstumpf dublieren	0	0	0,00%	0,00 €	0,00%	0,00%	0,00%	0,00 €
104040	Einzelstumpf reponieren	3,8	0	0,00%	0,00 €	0,00%	0,00%	0,00%	0,00 €
104050	Hilfsteil reponieren	8,5	0	0,00%	0,00 €	0,00%	0,00%	0,00%	0,00 €
104060	Zahnfleischmaske, je Segment	2,4	0	0,00%	0,00 €	0,00%	0,00%	0,00%	0,00 €
105010	Präzisionskontrollsockel	4,12	0	0,00%	0,00 €	0,00%	0,00%	0,00%	0,00 €

drucken | Hilfe | Zahnfleischmaske, je Segment | speichern | speichern und schließen | schließen

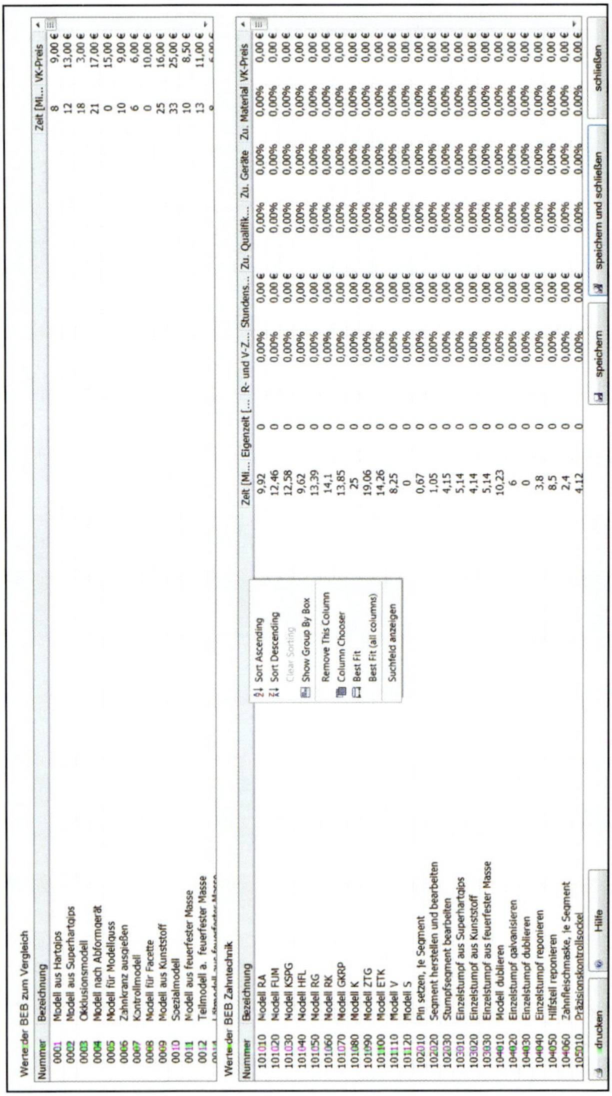

Werte der BEB zum Vergleich

Nummer	Bezeichnung	Zeit [Mi...	VK-Preis
0001	Modell aus Hartgips	8	9,00 €
0002	Modell aus Superhartgips	12	13,00 €
0003	Okklusionsmodell	18	3,00 €
0004	Modell nach Abformgerät	21	17,00 €
0005	Modell für Modellguss	0	15,00 €
0006	Zahnkranz ausgießen	10	9,00 €
0007	Kontrollmodell	6	6,00 €
0008	Modell für Facette	0	10,00 €
0009	Modell aus Kunststoff	25	16,00 €
0010	Spezialmodell	33	25,00 €
0011	Modell aus feuerfester Masse	10	8,50 €
0012	Teilmodell a. feuerfester Masse	13	11,00 €

Werte der BEB Zahntechnik

Nummer	Bezeichnung	Zeit [Mi...	Eigenzeit [...	R- und V-Z...	Stundens...	Zu. Qualifik...	Zu. Geräte	Zu. Material	VK-Preis
101010	Modell RA	9,92	0	0,00%	0,00 €	0,00%	0,00%	0,00%	0,00 €
101020	Modell FUM	12,46	0	0,00%	0,00 €	0,00%	0,00%	0,00%	0,00 €
101030	Modell KSPG	12,58	0	0,00%	0,00 €	0,00%	0,00%	0,00%	0,00 €
101040	Modell HFL	9,62	0	0,00%	0,00 €	0,00%	0,00%	0,00%	0,00 €
101050	Modell RG	13,39	0	0,00%	0,00 €	0,00%	0,00%	0,00%	0,00 €
101060	Modell RK	14,1	0	0,00%	0,00 €	0,00%	0,00%	0,00%	0,00 €
101070	Modell GKRP	13,85	0	0,00%	0,00 €	0,00%	0,00%	0,00%	0,00 €
101080	Modell K	25	0	0,00%	0,00 €	0,00%	0,00%	0,00%	0,00 €
101090	Modell ZTG	19,06	0	0,00%	0,00 €	0,00%	0,00%	0,00%	0,00 €
101100	Modell ETK	14,26	0	0,00%	0,00 €	0,00%	0,00%	0,00%	0,00 €
101110	Modell V	8,25	0	0,00%	0,00 €	0,00%	0,00%	0,00%	0,00 €
101120	Modell S	0	0	0,00%	0,00 €	0,00%	0,00%	0,00%	0,00 €
102010	Pin setzen, je Segment	0,67	0	0,00%	0,00 €	0,00%	0,00%	0,00%	0,00 €
102020	Segment herstellen und bearbeiten	1,05	0	0,00%	0,00 €	0,00%	0,00%	0,00%	0,00 €
102030	Stumpfsegment bearbeiten	4,15	0	0,00%	0,00 €	0,00%	0,00%	0,00%	0,00 €
103010	Einzelstumpf aus Superhartgips	5,14	0	0,00%	0,00 €	0,00%	0,00%	0,00%	0,00 €
103020	Einzelstumpf aus Kunststoff	4,14	0	0,00%	0,00 €	0,00%	0,00%	0,00%	0,00 €
103030	Einzelstumpf aus feuerfester Masse	5,14	0	0,00%	0,00 €	0,00%	0,00%	0,00%	0,00 €
104010	Modell dublieren	10,23	0	0,00%	0,00 €	0,00%	0,00%	0,00%	0,00 €
104020	Einzelstumpf galvanisieren	6	0	0,00%	0,00 €	0,00%	0,00%	0,00%	0,00 €
104030	Einzelstumpf dublieren	0	0	0,00%	0,00 €	0,00%	0,00%	0,00%	0,00 €
104040	Einzelstumpf reponieren	3,8	0	0,00%	0,00 €	0,00%	0,00%	0,00%	0,00 €
104050	Hilfsteil reponieren	8,5	0	0,00%	0,00 €	0,00%	0,00%	0,00%	0,00 €
104060	Zahnfleischmaske, je Segment	2,4	0	0,00%	0,00 €	0,00%	0,00%	0,00%	0,00 €
105010	Präzisionskontrollsockel	4,12	0	0,00%	0,00 €	0,00%	0,00%	0,00%	0,00 €

Sort Ascending
Sort Descending
Clear Sorting
Show Group By Box
Remove This Column
Column Chooser
Best Fit
Best Fit (all columns)
Suchfeld anzeigen

drucken | Hilfe | speichern | speichern und schließen | schließen

Durch Doppelklick auf das Feld „Bezeichnung" wird ein Suchfeld geöffnet, um über Buchstaben oder Teilworte die entsprechenden Abrechnungspositionen zu finden.

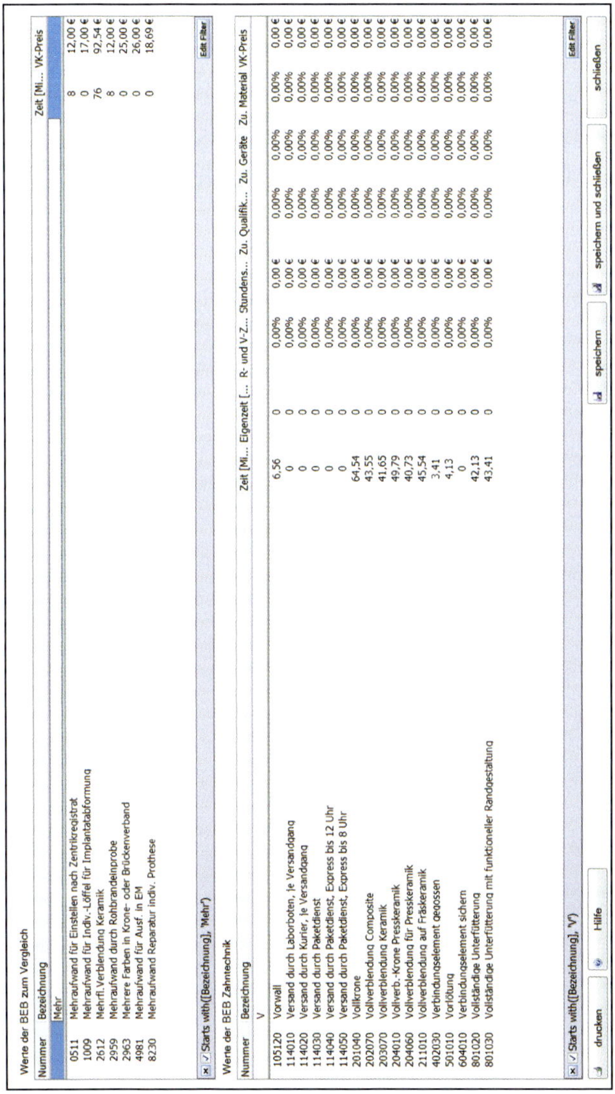

Werte der BEB zum Vergleich

Nummer	Bezeichnung	Zeit [Mi...	VK-Preis
	Mehr		
0511	Mehraufwand für Einstellen nach Zentrikregistrat	8	12,00 €
1009	Mehraufwand für Indiv.-Löffel für Implantatabformung	0	17,00 €
2612	Mehrfl.Verblendung Keramik	76	92,54 €
2959	Mehraufwand durch Rohbrandeinprobe	8	12,00 €
2963	Mehrere Farben in Krone- oder Brückenverband	0	25,00 €
4981	Mehraufwand für Ausf. in EM	0	26,00 €
8230	Mehraufwand Reparatur indiv. Prothese	0	18,69 €

Starts with([Bezeichnung], 'Mehr') Edit Filter

Werte der BEB Zahntechnik

Nummer	Bezeichnung	Zeit [Mi...	Eigenzeit [...	R- und V-Z...	Stundens...	Zu. Qualifik...	Zu. Geräte	Zu. Material	VK-Preis
	V								
105120	Vorwall	6,56	0	0,00%	0,00 €	0,00%	0,00%	0,00%	0,00 €
114010	Versand durch Laborboten, je Versandgang	0	0	0,00%	0,00 €	0,00%	0,00%	0,00%	0,00 €
114020	Versand durch Kurier, je Versandgang	0	0	0,00%	0,00 €	0,00%	0,00%	0,00%	0,00 €
114030	Versand durch Paketdienst	0	0	0,00%	0,00 €	0,00%	0,00%	0,00%	0,00 €
114040	Versand durch Paketdienst, Express bis 12 Uhr	0	0	0,00%	0,00 €	0,00%	0,00%	0,00%	0,00 €
114050	Versand durch Paketdienst, Express bis 8 Uhr	0	0	0,00%	0,00 €	0,00%	0,00%	0,00%	0,00 €
201040	Vollkrone	64,54	0	0,00%	0,00 €	0,00%	0,00%	0,00%	0,00 €
202070	Vollverblendung Composite	43,55	0	0,00%	0,00 €	0,00%	0,00%	0,00%	0,00 €
203070	Vollverblendung Keramik	41,65	0	0,00%	0,00 €	0,00%	0,00%	0,00%	0,00 €
204010	Vollverb.-Krone Presskeramik	49,79	0	0,00%	0,00 €	0,00%	0,00%	0,00%	0,00 €
204060	Vollverblendung für Presskeramik	40,73	0	0,00%	0,00 €	0,00%	0,00%	0,00%	0,00 €
211010	Vollverblendung auf Fräskeramik	45,54	0	0,00%	0,00 €	0,00%	0,00%	0,00%	0,00 €
402030	Verbindungselement gegossen	3,41	0	0,00%	0,00 €	0,00%	0,00%	0,00%	0,00 €
501010	Vorlötung	4,13	0	0,00%	0,00 €	0,00%	0,00%	0,00%	0,00 €
604010	Verbindungselement sichern	0	0	0,00%	0,00 €	0,00%	0,00%	0,00%	0,00 €
801020	Vollständige Unterfütterung	42,13	0	0,00%	0,00 €	0,00%	0,00%	0,00%	0,00 €
801030	Vollständige Unterfütterung mit funktioneller Randgestaltung	43,41	0	0,00%	0,00 €	0,00%	0,00%	0,00%	0,00 €

Starts with([Bezeichnung], 'V') Edit Filter

drucken Hilfe speichern speichern und schließen schließen

Auf diese Weise können die neuen Positionen der BEB Zahntechnik® mit den relevanten Positionen der BEB 97/2004 verglichen werden. Auch die unterschiedlichen Zeitwerte werden angezeigt.

Die Position „203070 Vollverblendung Keramik" kann nun, als Beispiel, mit dem Aufschlag für die Rüst- und Verteilzeit und einem Stundenverrechnungssatz versehen werden. Automatisch ergibt sich der Verkaufspreis. Dieser kann nun mit dem bisher erzielten Preis der Position „2612 Mehrflächige Verblendung Keramik" der BEB 97/2004-Liste verglichen werden.

Auftretende Differenzen können nun über die Felder der Zuschläge für Qualifikation, Geräteeinsatz oder Materialeinsatz ausgeglichen werden. Alle Daten können gespeichert und ausgedruckt sowie per Email versendet werden.

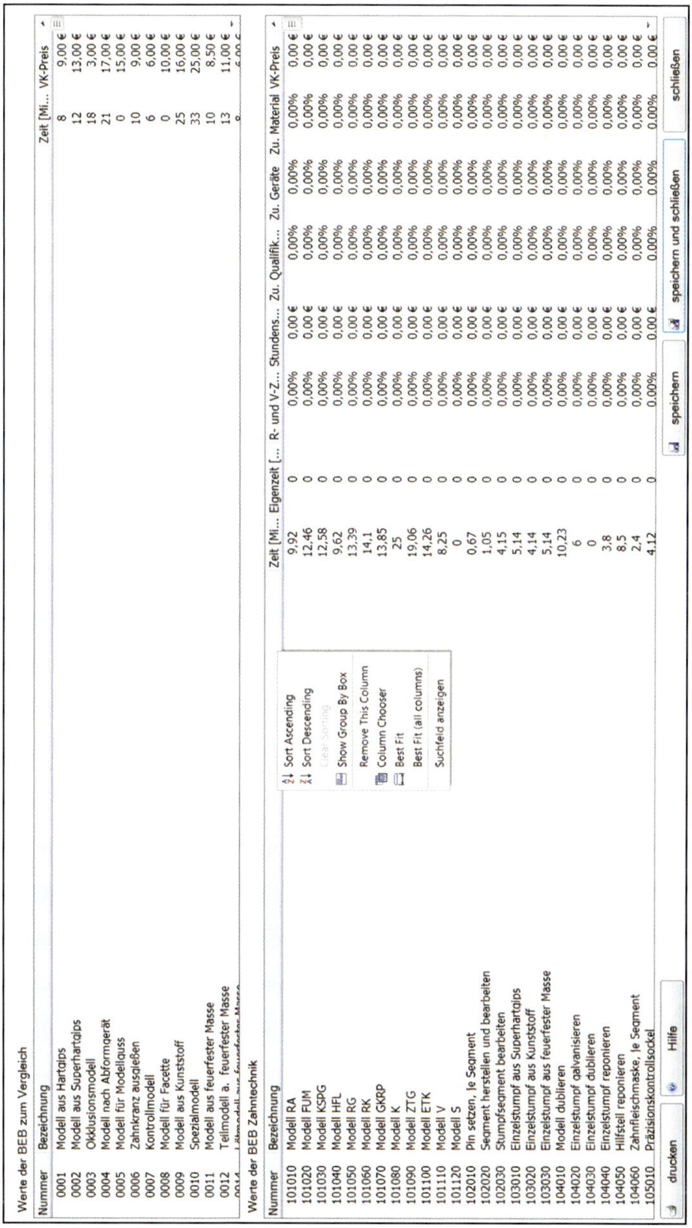

Werte der BEB zum Vergleich

Nummer	Bezeichnung	Zeit [Mi...	VK-Preis
0001	Modell aus Hartgips	8	9,00 €
0002	Modell aus Superhartgips	12	13,00 €
0003	Okklusionsmodell	18	3,00 €
0004	Modell nach Abformgerät	21	17,00 €
0005	Modell für Modellguss	0	15,00 €
0006	Zahnkranz ausgießen	10	9,00 €
0007	Kontrollmodell	6	6,00 €
0008	Modell für Facette	0	10,00 €
0009	Modell aus Kunststoff	25	16,00 €
0010	Spezialmodell	33	25,00 €
0011	Modell aus feuerfester Masse	10	8,50 €
0012	Teilmodell a. feuerfester Masse	13	11,00 €

Werte der BEB Zahntechnik

Nummer	Bezeichnung	Zeit [Mi...	Eigenzeit [...	R- und V-Z...	Stundens...	Zu. Qualifik...	Zu. Geräte	Zu. Material	VK-Preis
101010	Modell RA	9,92	0	0,00%	0,00 €	0,00%	0,00%	0,00%	0,00 €
101020	Modell FUM	12,46	0	0,00%	0,00 €	0,00%	0,00%	0,00%	0,00 €
101030	Modell KSPG	12,58	0	0,00%	0,00 €	0,00%	0,00%	0,00%	0,00 €
101040	Modell HFL	9,62	0	0,00%	0,00 €	0,00%	0,00%	0,00%	0,00 €
101050	Modell RG	13,39	0	0,00%	0,00 €	0,00%	0,00%	0,00%	0,00 €
101060	Modell RK	14,1	0	0,00%	0,00 €	0,00%	0,00%	0,00%	0,00 €
101070	Modell GKRP	13,85	0	0,00%	0,00 €	0,00%	0,00%	0,00%	0,00 €
101080	Modell K	25	0	0,00%	0,00 €	0,00%	0,00%	0,00%	0,00 €
101090	Modell ZTG	19,06	0	0,00%	0,00 €	0,00%	0,00%	0,00%	0,00 €
101100	Modell ETK	14,26	0	0,00%	0,00 €	0,00%	0,00%	0,00%	0,00 €
101110	Modell V	8,25	0	0,00%	0,00 €	0,00%	0,00%	0,00%	0,00 €
101120	Modell S	0	0	0,00%	0,00 €	0,00%	0,00%	0,00%	0,00 €
102010	Pin setzen, je Segment	0,67	0	0,00%	0,00 €	0,00%	0,00%	0,00%	0,00 €
102020	Segment herstellen und bearbeiten	1,05	0	0,00%	0,00 €	0,00%	0,00%	0,00%	0,00 €
102030	Stumpfsegment bearbeiten	4,15	0	0,00%	0,00 €	0,00%	0,00%	0,00%	0,00 €
103010	Einzelstumpf aus Superhartgips	5,14	0	0,00%	0,00 €	0,00%	0,00%	0,00%	0,00 €
103020	Einzelstumpf aus Kunststoff	4,14	0	0,00%	0,00 €	0,00%	0,00%	0,00%	0,00 €
103030	Einzelstumpf aus feuerfester Masse	5,14	0	0,00%	0,00 €	0,00%	0,00%	0,00%	0,00 €
104010	Modell dublieren	10,23	0	0,00%	0,00 €	0,00%	0,00%	0,00%	0,00 €
104020	Einzelstumpf galvanisieren	6	0	0,00%	0,00 €	0,00%	0,00%	0,00%	0,00 €
104030	Einzelstumpf dublieren	0	0	0,00%	0,00 €	0,00%	0,00%	0,00%	0,00 €
104040	Einzelstumpf reponieren	3,8	0	0,00%	0,00 €	0,00%	0,00%	0,00%	0,00 €
104050	Hilfsteil reponieren	8,5	0	0,00%	0,00 €	0,00%	0,00%	0,00%	0,00 €
104060	Zahnfleischmaske, je Segment	2,4	0	0,00%	0,00 €	0,00%	0,00%	0,00%	0,00 €
105010	Präzisionskontrollsockel	4,12	0	0,00%	0,00 €	0,00%	0,00%	0,00%	0,00 €

- Sort Ascending
- Sort Descending
- Clear Sorting
- Show Group By Box
- Remove This Column
- Column Chooser
- Best Fit
- Best Fit (all columns)
- Suchfeld anzeigen

drucken | Hilfe | speichern | speichern und schließen | schließen

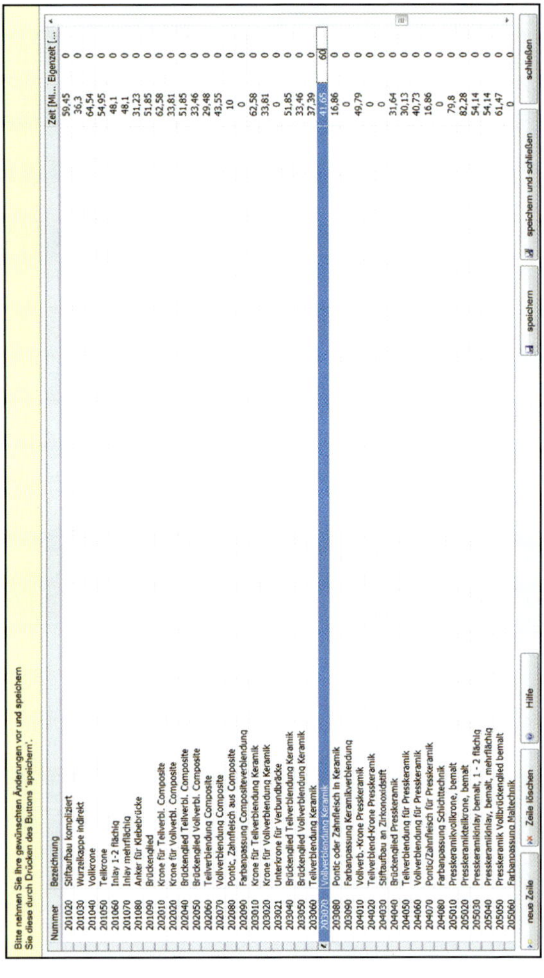

Bitte nehmen Sie Ihre gewünschten Änderungen vor und speichern Sie diese durch Drücken des Buttons 'speichern'.

Nummer	Bezeichnung	Zeit [Mi...	Eigenzeit [...
201020	Stiftaufbau kompliziert	59,45	0
201030	Wurzelkappe indirekt	36,3	0
201040	Vollkrone	64,54	0
201050	Teilkrone	54,95	0
201060	Inlay 1-2 flächig	48,1	0
201070	Inlay mehrflächig	48,1	0
201080	Anker für Klebebrücke	31,23	0
201090	Brückenglied	51,85	0
202010	Krone für Teilverbl. Composite	62,58	0
202020	Krone für Vollverbl. Composite	33,81	0
202040	Brückenglied Teilverbl. Composite	51,85	0
202050	Brückenglied Vollverbl. Composite	33,46	0
202060	Teilverblendung Composite	29,48	0
202070	Vollverblendung Composite	43,55	0
202080	Pontic, Zahnfleisch aus Composite	10	0
202090	Farbanpassung Compositeverblendung	0	0
203010	Krone für Teilverblendung Keramik	62,58	0
203020	Krone für Vollverblendung Keramik	33,81	0
203021	Unterkrone für Verbundbrücke	0	0
203040	Brückenglied Teilverblendung Keramik	51,85	0
203050	Brückenglied Vollverblendung Keramik	33,46	0
203060	Teilverblendung Keramik	37,39	0
203070	Vollverblendung Keramik	41,65	60
203080	Pontic oder Zahnfleisch in Keramik	16,86	0
203090	Farbanpassung Keramikverblendung	0	0
204010	Vollverb.-Krone Presskeramik	49,79	0
204020	Teilverblend-Krone Presskeramik	0	0
204030	Stiftaufbau an Zirkonoxidstift	0	0
204040	Brückenglied Presskeramik	31,64	0
204050	Teilverblendung für Presskeramik	30,13	0
204060	Vollverblendung für Presskeramik	40,73	0
204070	Pontic/Zahnfleisch für Presskeramik	16,86	0
204080	Farbanpassung Schichttechnik	0	0
205010	Presskeramikvollkrone, bemalt	79,8	0
205020	Presskeramikteilkrone, bemalt	82,28	0
205030	Presskeramikinlay bemalt, 1 - 2 flächig	54,14	0
205040	Presskeramikinlay, bemalt, mehrflächig	54,14	0
205050	Presskeramik Vollbrückenglied bemalt	61,47	0
205060	Farbanpassung Maltechnik	0	0

neue Zeile | Zeile löschen | Hilfe | speichern | speichern und schließen | schließen

In der Menüleiste „Stammdaten" kann über den Punkt „BEB bearbeiten" eine eigene im Betrieb gemessene Zeit als Eigenzeit eingegeben und gespeichert werden. Dadurch ist es möglich, die durchschnittlichen Zeitwerte der BEB Zahntechnik® durch echte betriebliche Werte zu ersetzen, welche dann für die Preiskalkulation verwendet werden können.

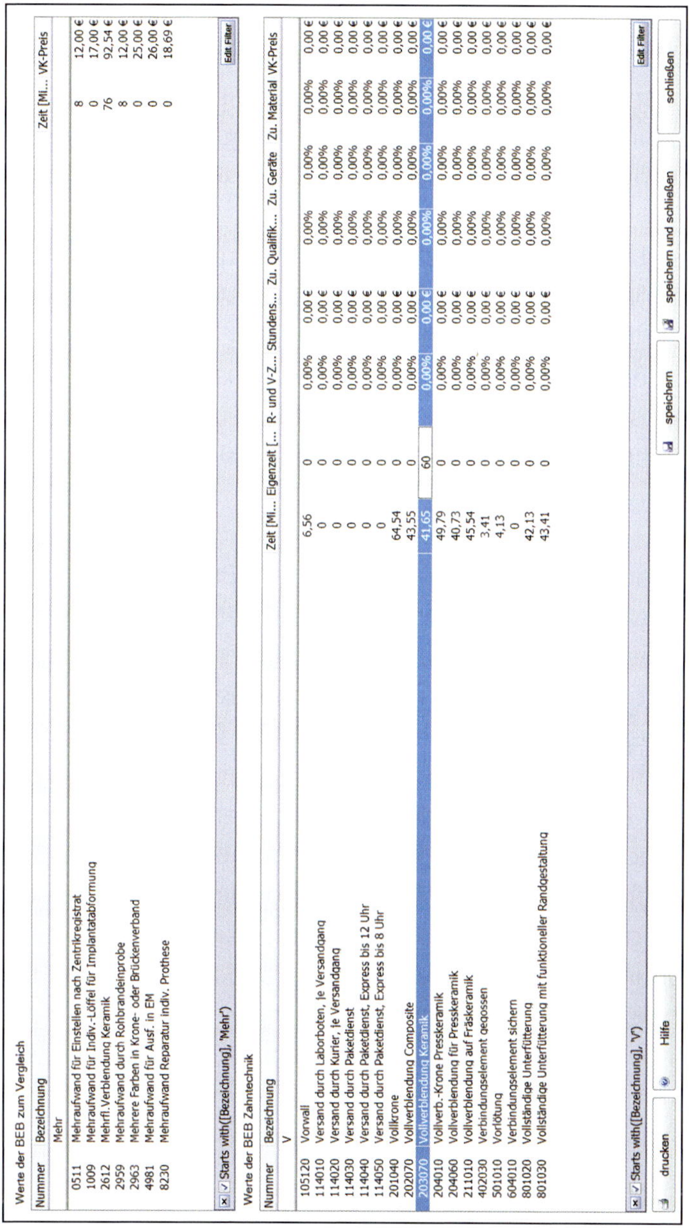

Werte der BEB zum Vergleich

Nummer	Bezeichnung	Zeit [Mi...	VK-Preis
	Mehr		
0511	Mehraufwand für Einstellen nach Zentrikregistrat	8	12,00 €
1009	Mehraufwand für Indiv.-Löffel für Implantatabformung	0	17,00 €
2612	Mehrfl.Verblendung Keramik	76	92,54 €
2959	Mehraufwand durch Rohbrandeinprobe	8	12,00 €
2963	Mehrere Farben in Krone- oder Brückenverband	0	25,00 €
4981	Mehraufwand für Ausf. in EM	0	26,00 €
8230	Mehraufwand Reparatur indiv. Prothese	0	18,69 €

Starts with([Bezeichnung], 'Mehr') Edit Filter

Werte der BEB Zahntechnik

Nummer	Bezeichnung	Zeit [Mi...	Eigenzeit [...	R- und V-Z...	Stundens...	Zu. Qualifik...	Zu. Geräte	Zu. Material	VK-Preis
	V								
105120	Vorwall	6,56	0	0,00%	0,00 €	0,00%	0,00%	0,00%	0,00 €
114010	Versand durch Laborboten, je Versandgang	0	0	0,00%	0,00 €	0,00%	0,00%	0,00%	0,00 €
114020	Versand durch Kurier, je Versandgang	0	0	0,00%	0,00 €	0,00%	0,00%	0,00%	0,00 €
114030	Versand durch Paketdienst	0	0	0,00%	0,00 €	0,00%	0,00%	0,00%	0,00 €
114040	Versand durch Paketdienst, Express bis 12 Uhr	0	0	0,00%	0,00 €	0,00%	0,00%	0,00%	0,00 €
114050	Versand durch Paketdienst, Express bis 8 Uhr	0	0	0,00%	0,00 €	0,00%	0,00%	0,00%	0,00 €
201040	Vollkrone	64,54	0	0,00%	0,00 €	0,00%	0,00%	0,00%	0,00 €
202070	Vollverblendung Composite	43,55	0	0,00%	0,00 €	0,00%	0,00%	0,00%	0,00 €
203070	Vollverblendung Keramik	41,65	60	0,00%	0,00 €	0,00%	0,00%	0,00%	0,00 €
204010	Vollverb.-Krone Presskeramik	49,79	0	0,00%	0,00 €	0,00%	0,00%	0,00%	0,00 €
204060	Vollverblendung für Presskeramik	40,73	0	0,00%	0,00 €	0,00%	0,00%	0,00%	0,00 €
211010	Vollverblendung auf Fräskeramik	45,54	0	0,00%	0,00 €	0,00%	0,00%	0,00%	0,00 €
402030	Verbindungselement gegossen	3,41	0	0,00%	0,00 €	0,00%	0,00%	0,00%	0,00 €
501010	Vorlötung	4,13	0	0,00%	0,00 €	0,00%	0,00%	0,00%	0,00 €
604010	Verbindungselement sichern	0	0	0,00%	0,00 €	0,00%	0,00%	0,00%	0,00 €
801020	Vollständige Unterfütterung	42,13	0	0,00%	0,00 €	0,00%	0,00%	0,00%	0,00 €
801030	Vollständige Unterfütterung mit funktioneller Randgestaltung	43,41	0	0,00%	0,00 €	0,00%	0,00%	0,00%	0,00 €

Starts with([Bezeichnung], 'V') Edit Filter

drucken | Hilfe | speichern | speichern und schließen | schließen

Die Eigenzeit steht nun unter dem Button „BEB Zahntechnik“ für Berechnungen zur Verfügung. Ist also das Feld „Eigenzeit“ mit einem Wert versehen, wird dieser für die Berechnungen verwendet. Steht eine „0“ im Feld, so wird die durchschnittliche Planzeit des VDZI für die Berechnungen verwendet.

Bei Eingabe einer Rüst- und Verteilzeit werden beide Zeitwerte zum besseren Vergleich um den eingegebenen Wert erhöht. Die Berechnung des Preises erfolgt über die Eigenzeit in Verbindung mit dem eingegebenen Stundenverrechnungssatz. Zuschläge für Qualifikation, Geräteeinsatz oder Materialeinsatz können ebenfalls eingegeben werden und finden somit auch hier ihre Berücksichtigung in der Preiskalkulation.

Dentka-Labor ist ein multifunktionelles EDV-Programm zur Kalkulation und Kostenrechnung in zahntechnischen Betrieben. Es ermöglicht eine schnelle, betriebsspezifische Ermittlung der Preise innerhalb der BEB 97/2004 oder der BEB Zahntechnik® und die Erstellung eigener, mitarbeiterbezogener Zeitlisten für das BEL II. Dentka-Labor macht die betrieblichen Kosten transparent und bietet so eine sichere Kostenkontrolle. Der damit verbundene geringe Zeitaufwand für die Kalkulation macht eine schnelle Preisfindung und eine gezielte, effektive Personalplanung möglich. Dentka-Labor deckt alle in diesem Buch angesprochenen Bereiche der Kalkulation und Kostenrechnung ab. Eine kontinuierliche Weiterentwicklung und Anpassung an neue Gegebenheiten ist dauerhaft gewährleistet.
Schulungen zur Kalkulation und Kostenrechnung im Zahntechniker-Handwerk finden Sie auf der Internetseite www.dentka.de. Individuelle Schulungen von und in Betrieben sind möglich.

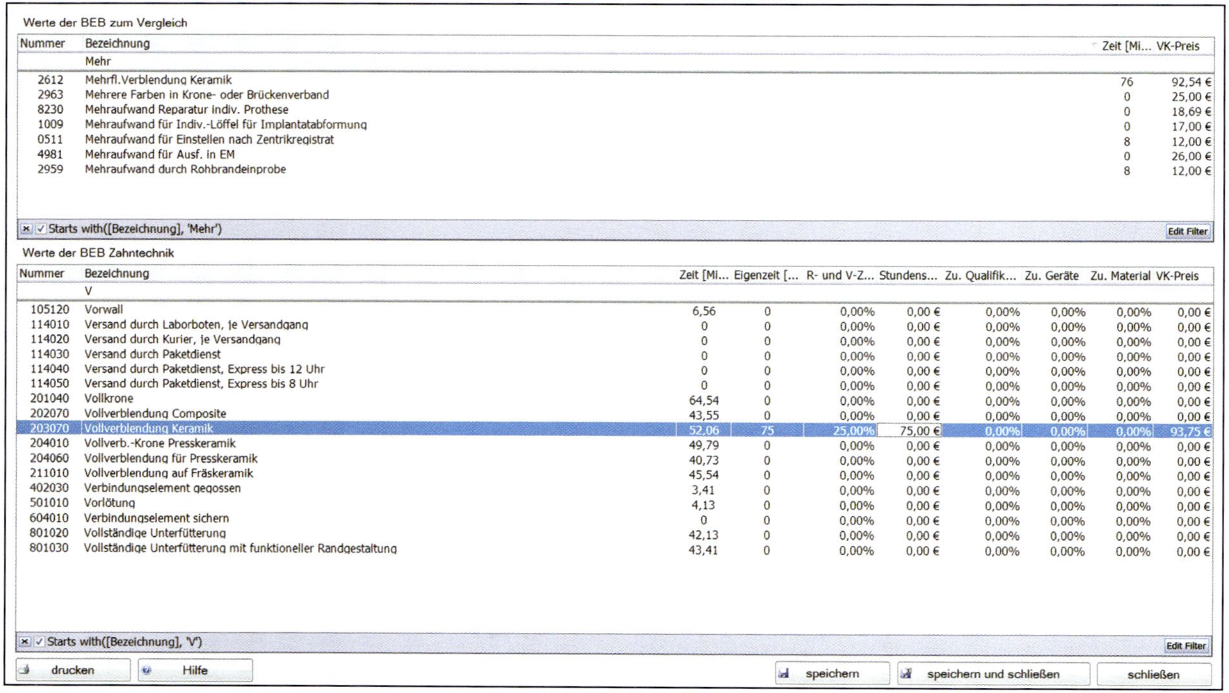

Werte der BEB zum Vergleich

Nummer	Bezeichnung	Zeit [Mi...	VK-Preis
	Mehr		
2612	Mehrfl.Verblendung Keramik	76	92,54 €
2963	Mehrere Farben in Krone- oder Brückenverband	0	25,00 €
8230	Mehraufwand Reparatur indiv. Prothese	0	18,69 €
1009	Mehraufwand für Indiv.-Löffel für Implantatabformung	0	17,00 €
0511	Mehraufwand für Einstellen nach Zentrikregistrat	8	12,00 €
4981	Mehraufwand für Ausf. in EM	0	26,00 €
2959	Mehraufwand durch Rohbrandeinprobe	8	12,00 €

Starts with([Bezeichnung], 'Mehr') Edit Filter

Werte der BEB Zahntechnik

Nummer	Bezeichnung	Zeit [Mi...	Eigenzeit [...	R- und V-Z...	Stundens...	Zu. Qualifik...	Zu. Geräte	Zu. Material	VK-Preis
	V								
105120	Vorwall	6,56	0	0,00%	0,00 €	0,00%	0,00%	0,00%	0,00 €
114010	Versand durch Laborboten, je Versandgang	0	0	0,00%	0,00 €	0,00%	0,00%	0,00%	0,00 €
114020	Versand durch Kurier, je Versandgang	0	0	0,00%	0,00 €	0,00%	0,00%	0,00%	0,00 €
114030	Versand durch Paketdienst	0	0	0,00%	0,00 €	0,00%	0,00%	0,00%	0,00 €
114040	Versand durch Paketdienst, Express bis 12 Uhr	0	0	0,00%	0,00 €	0,00%	0,00%	0,00%	0,00 €
114050	Versand durch Paketdienst, Express bis 8 Uhr	0	0	0,00%	0,00 €	0,00%	0,00%	0,00%	0,00 €
201040	Vollkrone	64,54	0	0,00%	0,00 €	0,00%	0,00%	0,00%	0,00 €
202070	Vollverblendung Composite	43,55	0	0,00%	0,00 €	0,00%	0,00%	0,00%	0,00 €
203070	Vollverblendung Keramik	52,06	75	25,00%	75,00 €	0,00%	0,00%	0,00%	93,75 €
204010	Vollverb.-Krone Presskeramik	49,79	0	0,00%	0,00 €	0,00%	0,00%	0,00%	0,00 €
204060	Vollverblendung für Presskeramik	40,73	0	0,00%	0,00 €	0,00%	0,00%	0,00%	0,00 €
211010	Vollverblendung auf Fräskeramik	45,54	0	0,00%	0,00 €	0,00%	0,00%	0,00%	0,00 €
402030	Verbindungselement gegossen	3,41	0	0,00%	0,00 €	0,00%	0,00%	0,00%	0,00 €
501010	Vorlötung	4,13	0	0,00%	0,00 €	0,00%	0,00%	0,00%	0,00 €
604010	Verbindungselement sichern	0	0	0,00%	0,00 €	0,00%	0,00%	0,00%	0,00 €
801020	Vollständige Unterfütterung	42,13	0	0,00%	0,00 €	0,00%	0,00%	0,00%	0,00 €
801030	Vollständige Unterfütterung mit funktioneller Randgestaltung	43,41	0	0,00%	0,00 €	0,00%	0,00%	0,00%	0,00 €

Starts with([Bezeichnung], 'V') Edit Filter

drucken | Hilfe | speichern | speichern und schließen | schließen

Bei Fragen und Anregungen wenden Sie sich bitte an:
KBL DentaSoft GbR
André Litfin, Thorsten Kordes, Andre Behling
Alte Dorfstraße 87
27367 Sottrum
Telefon: +49 (0) 4264 37018-0
Telefax: +49 (0) 4264 37018-95
Email: info@dentka.de
Internet: www.dentka.de

Literaturverzeichnis

Allgemeine Betriebswirtschaftslehre
Jean-Paul Thommen / Ann-Kristin Achleitner
GWV Fachverlage GmbH, Wiesbaden

Einführung in die Allgemeine Betriebswirtschaftslehre
Günter Wöhe
Verlag Franz Vahlen, München

Industrielles Rechnungswesen
Manfred Deitermann / Dr. Siegfried Schmolke
Winklers Verlag, Braunschweig

Die neue Preiskalkulation bei Zielpreisen
Rolf Weber / Hanns Günther Barth
Expert Verlag, Renningen

Bilanzen erstellen und lesen für Dummies
Michael Griga / Raymund Krauleidis
WILEY-VCH Verlag GmbH, Weinheim

Leitfaden zur Kalkulation und Kostenrechnung in der Zahntechnik
Thorsten Kordes
Verlag Neuer Merkur, München

Kalkulation für Zahntechniker
(vergriffen; nur noch als E-Book erhältlich)
Thorsten Kordes
Verlag Neuer Merkur

SGB V Handbuch
KKF Verlag, Altötting

Steuerlehre
August Leth
Verlag Dr. Max Gehlen, Bad Homburg

BEB 97 / 2004
Erläuterung / Planzeiten / Berechnungshinweise
Wirtschaftsgesellschaft des VDZI
Gerbermühlenstraße 9, 60594 Frankfurt am Main

Kostenkontrolle und Kalkulation im Zahntechniker-Handwerk
Wirtschaftsgesellschaft des VDZI
Gerbermühlenstraße 9, 60594 Frankfurt am Main

Löhne und Gehälter im Zahntechniker-Handwerk
Wirtschaftsgesellschaft des VDZI
Gerbermühlenstraße 9, 60594 Frankfurt am Main
BEB 97 / 2004

BEB-Nr.	BEB-Bezeichnung	Planzeit in Min.
1	Modell aus Hartgips	8
2	Modell aus Superhartgips	12
3	Okklusionsmodell	18
4	Modell nach Abformgerät	21
5	Modell für Modellguss	0
6	Zahnkranz ausgießen	10
7	Kontrollmodell	6
8	Modell für Facette	0
9	Modell aus Kunststoff	25
10	Spezialmodell	33
11	Modell aus feuerfester Masse	10
12	Teilmodell aus feuerfester Masse	13
14	Lötmodell aus feuerfester Masse	8
19	Frässockel	9
20	Remontage-Modell	25
21	Modell für Sägesegmente	14
22	Okklusionsmodell für Sägesegmente	22
23	Modell für Einzelstümpfe	13
26	Modell nach Funktionsabdruck	13
103	Modellsegment sägen	5
104	Stumpf aus Superhartgips	6
105	Stumpf aus Kunststoff	8
106	Stumpf aus Metall	16
112	Stumpf aus feuerfester Masse	15
114	Zweitstumpf aus Superhartgips	5
115	Zweitstumpf aus Kunststoff	6
116	Zweitstumpf aus Metall	9
117	Kunststoffstumpf, festsitzend	0
118	Implantatfrässtumpf	0
201	Stumpfabdruck galvanisieren	6
205	Abdruck galvanisieren	15

BEB-Nr.	BEB-Bezeichnung	Planzeit in Min.
211	Abdruckmanschette	3
212	Dowel-Pin setzen	2
213	Ausblocken eines Stumpf	3
214	Reponieren eines Stumpfes	4
215	Zweitstumpfübertragung in Arbeitsmodell	8
216	Stumpf vorbereiten	4
217	Stumpf unter Mikroskop vorbereiten	8
218	Vorbereiten eines Stumpfes zum direkten Aufgalvanisieren	0
221	Hilfsteil in Abdruck	9
222	Modellergänzung aus Kunststoff	22
223	Zahnfleischmaske, abnehmbar	18
224	Modellimplantat repositionieren	99
225	Implantatpfosten auf Modellimplantat aufschrauben	4
231	Stumpfmodell aus Metall, für galvanischen Aufbau	15
241	Dublieren eines Modelles oder Modellteiles	10
243	Dublieren eines Einzelstumpfes	8
251	Angeliefertes Modell untersockeln	7
252	Angeliefertes Modell oder Zahnkranz bearbeiten	3
253	Split-Cast-Sockel an Modell	15
301	Zahn vermessen	1
302	Modell vermessen	6
303	Modell ausblocken	2
304	Zahn radieren	1
306	Abdecken eines Kieferteiles	3
307	Radieren eines Abschlussrandes	3
308	Radieren nach System	5
401	Montage eines Modellpaares in Fixator	10
402	Modellmontage in Mittelwertartikulator I	12
403	Modellmontage in Mittelwertartikulator II	13
404	Modellmontage in individuellen Artikulator I	13

BEB-Nr.	BEB-Bezeichnung	Planzeit in Min.
405	Modellmontage in individuellen Artikulator II	12
406	Modellmontage in individuellen Artikulator III	22
408	Montage eines Gegenkiefermodelles	8
411	Modellmontage in Mandibular-Positionsvariator (MPV)	12
501	Übertragungslehre für Zweitmontage	10
511	Mehraufwand für Einstellen nach Zentrikregistrat	8
521	Auswerten eines Registrates	6
522	Frontzahnführungsteller, individuell	17
523	Pfeilwinkel auf Frontzahnführungsteller übertragen	17
531	Zusatzaufwand für Einstellen nach Remontage	8
601	Modellpaar trimmen, okklusionsbezogen	16
602	Modellpaar sockeln, dreidimensional	33
603	Modellpaar sockeln, dreidimensional, in Kunststoff-Form	33
604	Modellpaar in Gipssockel fixieren	9
701	Versand, je Versandgang	0
702	Sonderversand oder Fahrtkosten	0
703	Depotführung, Zähne	5
704	Depotführung, Legierung	5
706	Foto- oder Videodokumentation	15
710	Eilterminzuschlag	0
711	Artikulator, teiladjustierbar, ausleihen	0
712	Artikulator, volladjustierbar, ausleihen	0
721	Zeiteinheit, Zahntechnikermeister	10
722	Zeiteinheit, Zahntechniker	10
723	Zahnfarbenbestimmung I	10
724	Zahnfarbenbestimmung II	20
731	Individuelle Namenskennzeichnung	0
732	Desinfektion	6
801	Prothetische Planung	30
802	Prothetische Alternativplanung	25

BEB-Nr.	BEB-Bezeichnung	Planzeit in Min.
803	Prä-Chirurgische Planung	0
811	Modellanalyse für Prothetik	10
812	Modellanalyse für KFO	25
813	Modellanalyse für Gnathologie	38
814	Modellanalyse für Implantologie	0
815	Implantatachse und -ort festlegen	0
816	Implantatachse und -ort mit Planungsprogramm festlegen	0
817	Implantat-Abutment Auswahl	0
821	Kostenplan für Prothetik	15
822	Kostenplan für KFO	15
831	Zahn diagnostisch beschleifen oder radieren	5
832	Diagnostisches Modellieren oder Aufwachsen	13
833	Set-up, je Zahn	10
834	Diagnostisches Aufstellen von Konfektionszähnen	6
835	Vermessen und Auswerten im Mandibular-Positionsindikator (MPI)	6
836	Vermessen und Auswerten im Mandibular-Positionsvariator (MPV)	0
1001	Basis aus thermoplastischem Material	15
1002	Basis, tiefgezogen	22
1003	Basis aus Kunststoff	24
1004	Funktionslöffel All Oral	32
1005	Funktionslöffel aus Kunststoff	27
1006	Individueller Löffel aus Kunststoff	29
1007	Funktions- oder individueller Löffel aus Kunststoff für Implantate, geschlossene Abformung	0
1008	Funktionslöffel für Implantate, offene Abformung	0
1011	Basis aus Kunststoff, bei Defektversorgung	30
1012	Basis aus Kunststoff, auf Implantat	30
1019	Basis für neue Abdrucknahme vorbereiten	12
1020	Basis für Röntgenschablone nach Wax-Up/Aufstellung	0

BEB-Nr.	BEB-Bezeichnung	Planzeit in Min.
1111	Bisswall aus Wachs, auf Basis	10
1112	Bisswall aus thermoplastischem Material, auf Basis	16
1113	Bisswall aus Kunststoff, auf Basis	16
1114	Bisswall folienbeschichtet, nach Schreinemakers, auf Basis	15
1115	Registrierplatte und -stift auf Basen	12
1116	FGB-Registrierhilfe	17
1121	Spezialbissplatte	18
1122	Wachsplatte für Bissregistrierung in Artikulator vorbereitet	9
1131	Kunststoffaufbau zur Bissfixierung	17
1201	Übertragungskappe aus Kunststoff	17
1202	Übertragungskappe aus Metall	34
1204	Tiefziehteil	18
1205	Prä-Justage für Abformpfosten	0
1221	Parallelbohrschablone, pro Zahn	40
1222	Remontageschiene	28
1223	Bohrschablone für Implantat	0
1224	Glasklare Positionierungsschiene	0
1225	Implantat-Kontrollschablone	32
1231	Paraokklusaler Löffel	40
1241	Ätzmaske für Brackets	30
1242	Übertragungsmaske für Brackets	17
1251	Vorwall	4
1311	Röntgenkugel positionieren	2
1312	Positionierungsstift	0
1313	Positionierung von Bohrhülsen	0
1314	Korrektur von Bohrhülsen nach Diagnose	0
1321	Prothetische Hilfsteil in Basis einarbeiten	0
1341	Walkhoffsche Tastkugel an Bissschablone	0
1351	Vorwall und Zähne nach Einprobe über Implantat anpassen	10

BEB-Nr.	BEB-Bezeichnung	Planzeit in Min.
1401	Provisorische Krone, Brückenglied, Stiftzahn, Onlay, Inlay aus Kunststoff	40
1402	Provisorische Krone, Brückenglied, Stiftzahn, Onlay, Inlay aus Metall	52
1403	Metallarmierung für provisorische Versorgung	34
1404	Formteil für provisorische Versorgung	32
1405	Provisorischen Implantataufbau bearbeiten	0
1406	Aufwand für provisorische Krone über Implantat	0
1411	Aufstellen eines fehlenden Zahnes zum Herstellen eines Formteiles	4
1421	Metallprovisorium verblenden, einfarbig	28
1422	Metallprovisorium verblenden, mehrfarbig	40
1601	Testplättchen aus Metall	0
1602	Testplättchen aus Kunststoff	0
1603	Testplättchen aus Keramik	0
1604	Testplättchen aus Polymerglas	0
1611	Testplättchen aus Metall/Kunststoff	0
1612	Testplättchen aus Metallkeramik	0
1613	Testplättchen aus Metall/Polymerglas	0
2001	Wurzelstift, gegossen	34
2002	Stiftaufbau, direkt	27
2003	Stiftaufbau, indirekt	39
2011	Wurzelkappe, direkt, ohne Aufbau	27
2012	Wurzelkappe, indirekt, ohne Aufbau	46
2021	Galvano-Wurzelkappe	0
2031	Individuellen Implantataufbau für Kronen oder Brückenpfeiler herstellen	72
2032	Verlängerungshülse für Implantat	10
2051	Hartkernstiftaufbau	0
2052	Glasstiftaufbau, gegossen	64
2101	Krone, gegossen	60
2102	Krone, gegossen, nach Stufenpräparation	71

BEB-Nr.	BEB-Bezeichnung	Planzeit in Min.
2103	Halbkrone, gegossen	62
2104	Dreiviertelkrone, gegossen	68
2105	Anker, gegossen, für Klebebrücke	50
2107	Wurzelkappe, gegossen, mit Aufbau für Krone	52
2109	Implantat-Divergenz-Ausgleichskrone, gegossen	55
2111	Krone, gegossen, für Kunststoffverblendung	72
2112	Facette, gegossen	45
2117	Wurzelkappe, gegossen, mit Rückenplatte/Kaufläche für Kunststoffverblendung	73
2121	Krone, gegossen, für Keramik- oder Polymerglas-Teilverblendung	65
2122	Krone, gegossen, für Keramik- oder Polymerglas-Vollverblendung	54
2123	Stufenkrone, gegossen, für Keramik- oder Polymerglas-Teilverblendung	0
2124	Stufenkrone, gegossen, für Keramik- oder Polymerglas-Vollverblendung	42
2126	Dreiviertelkrone, gegossen, für Keramik- oder Polymerglas-Verblendung	0
2127	Wurzelkappe, gegossen, mit. Rückenplatte/Kaufläche für Keramik- oder Polymerglas-Verblendung	69
2131	Galvanokrone für Verblendung	60
2132	Galvano-Kaufläche oder -Rückenplatte	0
2141	Foliengerüst für Krone zur Keramikverblendung	32
2151	Krone, gefräst	0
2152	Krone, gefräst, nach Stufenpräparation	0
2153	Halbkrone, gefräst	0
2154	Dreiviertelkrone, gefräst	0
2155	Anker, gefräst, für Klebebrücke	0
2161	Krone, gefräst, für Keramik- oder Polymerglas-Teilverblendung	0
2162	Krone, gefräst, für Keramik- oder Polymerglas-Vollverblendung	0

BEB-Nr.	BEB-Bezeichnung	Planzeit in Min.
2163	Stufenkrone, gefräst, für Keramik- oder Polymerglas-Teilverblendung	0
2164	Stufenkrone, gefräst, für Keramik- oder Polymerglas-Vollverblendung	0
2171	Sintergerüst für Krone zur Keramikverblendung	0
2181	Krone, erodiert	0
2182	Krone, erodiert, nach Stufenpräparation	0
2183	Halbkrone, erodiert	0
2184	Dreiviertelkrone, erodiert	0
2185	Anker, erodiert, für Klebebrücke	0
2187	Wurzelkappe, erodiert, mit Aufbau	0
2191	Krone, erodiert, für Keramik- oder Polymerglas-Teilverblendung	0
2192	Krone, erodiert, für Keramik- oder Polymerglas-Vollverblendung	0
2193	Stufenkrone, erodiert, für Keramik- oder Polymerglas-Teilverblendung	0
2194	Stufenkrone, erodiert, für Keramik- oder Polymerglas-Vollverblendung	0
2196	Dreiviertelkrone, erodiert, für Keramik- oder Polymerglas-Verblendung	0
2211	Mantelkrone Frontzahn aus Kunststoff	64
2212	Mantelkrone Seitenzahn aus Kunststoff	64
2213	Stiftkrone aus Kunststoff	64
2219	Verbindungsstelle aus Kunststoff	2
2231	Mantelkrone Frontzahn, aus Keramik	89
2232	Mantelkrone Seitenzahn, aus Keramik	91
2241	Glaskrone, gegossen	110
2242	Glaskrone, gegossen, zur Keramikverblendung	100
2251	Krone aus Presskeramik	123
2252	Krone aus Presskeramik, zur Keramikverblendung	0
2261	Krone aus Hartkernkeramik, zur Keramikverblendung	0
2269	Verbindungsstelle aus Hartkernkeramik	0
2271	Mantelkrone Frontzahn, aus Polymerglas	0

BEB-Nr.	BEB-Bezeichnung	Planzeit in Min.
2272	Mantelkrone Seitenzahn, aus Polymerglas	0
2273	Stiftkrone aus Polymerglas	0
2279	Verbindungsstelle aus Polymerglas	0
2281	Krone aus Keramik, gefräst	0
2282	Krone aus Keramik, gefräst, zur Keramikverblendung	0
2289	Verbindungsstelle aus Keramik, gefräst	0
2311	Brückenglied, gegossen, massiv	38
2312	Brückenglied, gegossen, für Kunststoffverblendung	38
2313	Brückenglied gegossen, für Keramik- oder Polymerglas-Teilverblendung	37
2314	Brückenglied gegossen, für Keramik- oder Polymerglas-Vollverblendung	32
2341	Foliengerüst für Brückenglied	45
2351	Brückenglied, gefräst, massiv	0
2352	Brückenglied, gefräst, für Kunststoffverblendung	0
2353	Brückenglied, gefräst, für Keramik- oder Polymerglas-Teilverblendung	0
2354	Brückenglied, gefräst, für Keramik- oder Polymerglas-Vollverblendung	0
2361	Brückenglied aus Keramik, massiv	91
2362	Hartkerngerüst für Brückenglied	0
2381	Brückenglied aus Kunststoff, massiv	54
2401	Gussinlay, indirekt, einflächig	48
2402	Gussinlay, indirekt, zweiflächig	58
2403	Gussinlay, indirekt, dreiflächig	68
2404	Gussinlay, indirekt, mehrflächig	73
2405	Kreuzgussinlay	52
2407	Guss-Onlay	68
2408	Gussinlay als Unterfüllung	31
2411	Inlaygerüst zur Verblendung, einflächig	48
2412	Inlaygerüst zur Verblendung, zweiflächig	58
2413	Inlaygerüst zur Verblendung, dreiflächig	68
2414	Inlaygerüst zur Verblendung, mehrflächig	73

BEB-Nr.	BEB-Bezeichnung	Planzeit in Min.
2421	Inlay, galvanisch aufgebaut, einflächig	60
2422	Inlay, galvanisch aufgebaut, zweiflächig	68
2423	Inlay, galvanisch aufgebaut, dreiflächig	79
2424	Inlay, galvanisch aufgebaut, mehrflächig	84
2431	Sintergerüst für Inlay, einflächig	0
2432	Sintergerüst für Inlay, zweiflächig	0
2433	Sintergerüst für Inlay, dreiflächig	0
2434	Sintergerüst für Inlay, mehrflächig	0
2511	Inlay, Kunststoff, einflächig	38
2512	Inlay aus Kunststoff, zweiflächig	50
2513	Inlay aus Kunststoff, dreiflächig	64
2514	Inlay aus Kunststoff, mehrflächig	68
2515	Onlay aus Kunststoff	64
2521	Inlay aus Keramik, einflächig	89
2522	Inlay aus Keramik, zweiflächig	92
2523	Inlay aus Keramik, dreiflächig	95
2524	Inlay aus Keramik, mehrflächig	105
2525	Onlay aus Keramik	95
2531	Inlay aus gegossenem Glas, einflächig	95
2532	Inlay aus gegossenem Glas, zweiflächig	100
2533	Inlay aus gegossenem Glas, dreiflächig	106
2534	Inlay aus gegossenem Glas, mehrflächig	112
2535	Onlay aus gegossenem Glas	106
2541	Inlay aus Presskeramik, einflächig	0
2542	Inlay aus Presskeramik, zweiflächig	0
2543	Inlay aus Presskeramik, dreiflächig	0
2544	Inlay aus Presskeramik, mehrflächig	0
2545	Onlay aus Presskeramik	0
2551	Inlay aus Keramik, gefräst, einflächig	0
2552	Inlay aus Keramik, gefräst, zweiflächig	0
2553	Inlay aus Keramik, gefräst, dreiflächig	0

BEB-Nr.	BEB-Bezeichnung	Planzeit in Min.
2554	Inlay aus Keramik, gefräst, mehrflächig; Onlay	0
2555	Onlay aus Keramik, gefräst	0
2556	Pro-Inlay, einflächig	0
2557	Pro-Inlay, zweiflächig	0
2558	Pro-Inlay, dreiflächig	0
2559	Pro-Inlay, mehrflächig; Onlay	0
2571	Hartkernschale für Inlay, einflächig	0
2572	Hartkernschale für Inlay, zweiflächig	0
2573	Hartkernschale für Inlay, dreiflächig	0
2574	Hartkernschale für Inlay, mehrflächig	0
2575	Hartkernschale für Onlay	0
2581	Inlay, Polymerglas einflächig	0
2582	Inlay, Polymerglas zweiflächig	0
2583	Inlay, Polymerglas dreiflächig	0
2584	Inlay, Polymerglas mehrflächig	0
2585	Onlay, Polymerglas	0
2589	Verbindungsstelle aus Polymerglas	0
2601	Teilverblendung aus Kunststoff	37
2602	Vollverblendung aus Kunststoff	55
2603	Verblendschale aus Kunststoff	55
2611	Teilverblendung aus Keramik	59
2612	Mehrflächige Verblendung aus Keramik	76
2613	Verblendschale aus Keramik	112
2631	Verblendschale aus gegossenem Glas	118
2643	Verblendschale aus Presskeramik	0
2653	Verblendschale aus Keramik, gefräst	0
2661	Teilverblendung aus Polymerglas	0
2662	Vollverblendung, Polymerglas	0
2663	Verblendschale Polymerglas	0
2671	Papille aus Kunststoff	5
2672	Zahnfleisch aus Kunststoff	10

BEB-Nr.	BEB-Bezeichnung	Planzeit in Min.
2673	Wurzelpontic aus Kunststoff	10
2675	Schulter aus Keramik/Glas	22
2676	Papille aus Keramik/Glas	18
2677	Zahnfleisch aus Keramik/Glas	42
2678	Wurzelpontic aus Keramik/Glas	30
2679	Sattelpontic aus Keramik/Glas	30
2681	Schulter aus Polymerglas	0
2682	Papille aus Polymerglas	0
2683	Zahnfleisch aus Polymerglas	0
2684	Wurzelpontic aus Polymerglas	0
2685	Sattelpontic aus Polymerglas	0
2689	Farbgebung durch Bemalen	70
2691	Keramik-Konfektionszahn einarbeiten	28
2695	Kosmetische Modellation für Einprobe	0
2801	Kaufläche nach gnathologischen Kriterien gestaltet, in Metall/gegossenem Glas	22
2802	Kaufläche nach gnathologischen Kriterien gestaltet, in Keramik	27
2803	Frontzahn nach gnathologischen Kriterien gestaltet, in Metall/gegossenem Glas	14
2804	Frontzahn nach gnathologischen Kriterien gestaltet, in Keramik	14
2811	Selektives Einschleifen nach Remontage/Krone, Brückenglied, Inlay	15
2812	Selektives Einschleifen FGB	15
2901	Stiftaufbau in vorhandene Krone	12
2902	Herausnehmbarer Stift in Stiftaufbau	15
2903	Retention an Wurzelstift	6
2904	Angelieferte Modellation gießen	27
2905	Guss nach angelieferter Modellation bearbeiten	16
2906	Stift in Inlay zum Pinledge	15
2907	Brückenteilungsgeschiebe, individuell	0

BEB-Nr.	BEB-Bezeichnung	Planzeit in Min.
2908	Brückenteilungsgeschiebe, konfektioniert	0
2911	Krone, Brückenglied, für Klammer vorbereiten	10
2912	Krone, Brückenglied, Inlay, passend für vorhandene Prothese arbeiten	18
2913	Umgehungsbügel bei Diastema	14
2914	Sphärischer Kontakt	4
2915	Okklusaler Stopp	8
2916	Lösungsknopf für abnehmbare Brücke	8
2917	Lösungsknopf für Krone oder Inlay	2
2918	Auflage an Brückenglied	14
2921	Kaufläche nacharbeiten	10
2922	Krone/Inlay/Brückenglied aufpassen	8
2931	Zusatzaufwand bei vorhandenem Primärteil	25
2932	Zusatzaufwand bei vorhandenem Sekundärteil	35
2941	Individuell charakterisieren, Kunststoff	0
2945	Individuell charakterisieren, Polymerglas	0
2951	Individuell charakterisieren, Keramik	0
2952	Zuschlag bei Verarbeitung von Spezialkeramik	0
2954	Verbindungsstelle Keramik/Glas	8
2955	Glasieren, je Einheit	5
2959	Mehraufwand durch Rohbrandeinprobe	8
2961	Kronenverband, Brücken, sechs Einheiten und mehr	0
2963	Mehrere Farben in Kronen- oder Brückenverband	0
2965	Zuschlag für Arbeiten unter Stereomikroskop	0
2971	Aufwand bei Suprastruktur auf zementiertem Implantat	25
2972	Aufwand zu Suprastruktur bei verschraubtem Implantat	42
2973	Bearbeiten eines Implantataufbaus	0
2974	Drehsicherungsstopp bei Implantat	0
2975	Bearbeiten eines Implantataufbaus aus Keramik	0
2981	NEM-Zuschlag	0

BEB-Nr.	BEB-Bezeichnung	Planzeit in Min.
2982	Sonderlegierung verarbeiten	0
2983	Titan verarbeiten bei festsitzendem Zahnersatz	0
3001	Teleskopkrone, primär	55
3002	Doppelkrone, primär	55
3003	Teleskop- oder Doppelkrone, primär als Wurzelstiftkrone	60
3004	Teleskop-Teilkrone, primär	73
3005	Teleskop-Teilkrone, primär für Kunststoffverblendung	84
3006	Teleskop-Teilkrone, primär für Keramikverblendung	78
3011	Konuskrone, primär	60
3012	Konuskrone, primär als Wurzelstiftkrone	65
3021	Individuelles Geschiebe primär	35
3022	Lager für RS-Geschiebe	18
3023	Lager für Ankerbandklammer	30
3024	Lager für Raste	6
3025	Umlaufraste für Schubverteilungsarm	10
3031	Individueller Steg, Grundeinheit	38
3032	Individueller Steg, Längeneinheit	8
3101	Umlaufende Fräsung	11
3102	Rillen-Schulter-Fräsung	22
3103	Teilfräsung	10
3104	Stegfräsung	22
3105	Geschiebefräsung	22
3106	Bohrung und Fräsung für Friktionsstift	8
3112	Rillen-Funkenerosion	0
3115	Geschiebe-Funkenerosion	0
3116	Funkenerosion für Friktionsstift	0
3121	Umlaufende Fräsung, Keramikprimärteil	0
3122	Rillen-Schulter-Fräsung, Keramikprimärteil	0
3123	Teilfräsung, Keramikprimärteil	0
3124	Stegfräsung, Keramikprimärteil	0

BEB-Nr.	BEB-Bezeichnung	Planzeit in Min.
3125	Geschiebefräsung, Keramikprimärteil	0
3126	Bohrung und Fräsung für Friktionsstift, Keramikprimärteil	0
3201	Teleskopkrone, sekundär	71
3202	Teleskopkrone, sekundär f. Kunststoffverblendung	83
3203	Teleskopkrone, sekundär für Keramikverblendung	76
3204	Konuskrone, sekundär	78
3205	Konuskrone, sekundär für Kunststoffverblendung	90
3206	Konuskrone, sekundär für Keramikverblendung	83
3207	Doppelkrone, sekundär	60
3208	Doppelkrone, sekundär, für Kunststoffverblendung	72
3209	Doppelkrone, sekundär, für Keramikverblendung	65
3210	Teleskop-Teilkrone, sekundär	55
3211	Individuelles Geschiebe, sekundär	32
3212	Rillen-Schulter-Geschiebe, sekundär	56
3213	Ankerbandklammer, sekundär	71
3214	Raste in Lager	6
3215	Schubverteilungsarm	20
3221	Individuelles Steggeschiebe	48
3222	Individuelles Steggeschiebe mit Gingivalfassung	54
3301	Individuelles Sekundärteil in/an Kunststoffbasis	15
3302	Individuelles Sekundärteil in/an Metallbasis	15
3303	Individuelles Sekundärteil an/in Brückenkörper oder Sekundärteil	15
3321	Steggeschiebe, individuell, in Kunststoffbasis	34
3322	Steggeschiebe, individuell, an/in Metallbasis	34
3323	Steggeschiebe, individuell, an Sekundärteil	34
3401	Drehriegel	156
3402	Doppel-Drehriegel	171
3403	Schwenkriegel	156
3404	Doppel-Schwenkriegel	171

BEB-Nr.	BEB-Bezeichnung	Planzeit in Min.
3405	Schub- oder Steckriegel	112
3406	Doppelkronenriegel	0
3411	Drehriegel, funkenerodiert	0
3412	Doppel-Drehriegel, funkenerodiert	0
3413	Schwenkriegel, funkenerodiert	0
3414	Doppel-Schwenkriegel, funkenerodiert	0
3415	Schub- oder Steckriegel, funkenerodiert	0
3501	Konfektionsgeschiebe, primär	15
3503	Konfektionsgeschiebe verriegelnd, primär	15
3521	Konfektionssteg, Grundeinheit	18
3522	Konfektionssteg, Grundeinheit mit Schleimhautkontakt	32
3523	Konfektionssteg, Längeneinheit	2
3524	Konfektionssteg, Längeneinheit mit Schleimhautkont.	4
3525	Steg-Abknickung	10
3541	Konfektionsriegel, primär	0
3601	Konfektionsgeschiebe, sekundär, in Kunststoffbasis	20
3602	Konfektionsgeschiebe, sekundär, an Metallbasis	20
3603	Konfektionsgeschiebe, verriegelnd, sekundär, an Metallbasis	35
3621	Konfektionssteglasche an/in Kunststoffbasis	18
3622	Konfektionssteggeschiebe an/in Kunststoffbasis	34
3623	Konfektionssteglasche an/in Metallbasis	18
3624	Konfektionssteggeschiebe an/in Metallbasis	34
3641	Konfektionsriegel, sekundär	0
3701	Tertiärkrone	0
3702	Tertiärkrone, für Kunststoffverblendung	0
3703	Tertiärkrone, für Keramikverblendung	0
3901	Konfektioniertes Friktionselement in Sekundärteil	18
3902	Individuelles Friktionselement in Sekundärteil	24
3903	Friktionsstift	8

BEB-Nr.	BEB-Bezeichnung	Planzeit in Min.
3904	Federbolzen	36
3905	Verschraubung/Verbolzung	45
3906	Verschraubung/Implantat	30
3915	Verbolzung, funkenerodiert	0
3921	Konfektionsteil zur Befestigung von abnehmbarem Zahnfleisch	35
3931	Lösungsknopf für Verbindungselement	0
3983	Titan verarbeiten bei Verbindungselementen	0
4001	Metallbasis, Oberkiefer, total	88
4002	Metallbasis, Oberkiefer, partiell	97
4003	Metallbasis, Unterkiefer, total	77
4004	Metallbasis, Unterkiefer, partiell	97
4005	Metallbasis als fortlaufende Klammer, ohne Bügel	124
4006	Metallbasis, Unterkiefer, als Vestibulärbügel	114
4007	Gitter, total oder Bügel	70
4008	Gitter, partiell	70
4010	Silberzinnbasis	72
4101	Einarmige Klammer	10
4102	Inlayklammer	8
4103	Kralle	12
4104	Approximalklammer	15
4105	Bonyhard-Klammer, J-Klammer	15
4106	Fortlaufende Klammer	10
4107	Gegenlager	10
4111	Zweiarmige Klammer	15
4112	Zweiarmige Klammer mit Auflage	18
4113	Rücklaufklammer	20
4114	Ringklammer	15
4115	Ringklammer mit Auflage	18
4116	Überwurfklammer, zweiarmig	22

BEB-Nr.	BEB-Bezeichnung	Planzeit in Min.
4117	Bonyhard-Klammer, J-Klammer, mit Auflage und Gegenlager	24
4118	Doppelbogenklammer	15
4119	Bonwill-Klammer	35
4120	Jackson-Klammer	22
4121	Stiel	10
4122	Auflage	8
4131	Kappe	18
4201	Gegossene Retention	25
4202	Gegossenes Basisteil	32
4203	Retention an Sekundärteil	8
4401	Einarmige Klammer	12
4402	Inlayklammer	12
4403	Bonyhard-Klammer, J-Klammer	10
4404	Überwurfklammer, einarmig	16
4405	Doppelbogenklammer	16
4406	Interdental-Knopfklammer	10
4407	Kralle	14
4408	Gegenlager	10
4411	Zweiarmige Klammer	12
4412	Zweiarmige Klammer m. Auflage	20
4413	Bonyhard-Klammer, J- Klammer mit Auflage und Gegenlager	24
4414	Überwurfklammer, zweiarmig	20
4421	Auflage	10
4431	Federarm inkl. Federarmlager	48
4501	Gebogener Bügel, Oberkiefer	68
4502	Gebogener Bügel, Unterkiefer	54
4503	Gebogene Retention	10
4901	Kragenfassung	8
4902	Rückenschutzplatte für Kunststoffverblendung, Frontzahn	0

BEB-Nr.	BEB-Bezeichnung	Planzeit in Min.
4903	Rückenschutzplatte für Kunststoffverblendung, Backenzahn	40
4904	Rückenschutzplatte für Keramikverblendung	36
4905	Metallzahn	35
4906	Metallkaufläche	31
4907	Metallfläche als Tuberabdeckung	10
4908	Umgehungsbügel bei Diastema	14
4921	Hilfsteilpassung	19
4922	Stegpassung	12
4923	Führungsfläche	10
4931	Rotationsgelenk an Metallbasis	36
4941	Lösungsknopf für Friktionsprothese	8
4942	Unterfütterbarer Abschlussrand	12
4943	Saugkammer	6
4944	Retentionsknopf für Sauger	15
4951	Klammer, einzeln gegossen	26
4981	Mehraufwand für Ausführung in Edelmetall	0
4983	Titan verarbeiten bei herausnehmbarem Zahnersatz	0
5001	Lötung 1: Ohne Vorlötung bei gleichen Legierungen	8
5002	Lötung 2: Mit Vorlötung bei gleichen Legierungen	12
5003	Lötung 3: Mit Vorlötung bei unterschiedlichen Legierungen	14
5004	Lötung 4: Hilfsteil an Basislegierung bei gleichen Legierungen	12
5005	Lötung 5: Hilfsteil an Basislegierung bei unterschiedlichen Legierungen	14
5006	Zuschlag bei Lötung nach Keramikverblendung	15
5051	Lötung auf Modell, Grundeinheit	25
5052	Lötung, je zusätzliche Einheit	12
5053	Lötung, Drahtbruch	12
5101	Lötfreie Verbindung, Primärteil	6
5102	Lötfreie Verbindung, Sekundärteil	9

BEB-Nr.	BEB-Bezeichnung	Planzeit in Min.
5103	Lichtbogenschweißen, je Verbindung	5
5104	Plasmaschweißen, je Verbindung	9
5105	Laserschweißen unter Argon 99%	14
5109	Punktschweißen, je Verbindung	4
5201	Vorvergoldung	15
5202	Hauptvergoldung	10
5203	Teilvergoldung	30
5204	Vollvergoldung	25
5205	Klammer vergolden	30
5206	Vergoldung, Krone oder Brückenglied	21
5211	Lötvergoldung	10
5301	Deckgold aufbrennen	8
5302	Bonder aufbrennen	8
5305	Verzinnen	8
5306	Keramik/gegossenes Glas konditionieren	4
5307	Metallfläche konditionieren	8
5308	Modellgussteil konditionieren	12
5309	Kunststofffläche konditionieren	4
5401	Keramik/gegossenes Glas ätzen	4
6001	Aufstellen Grundeinheit	27
6002	Aufstellen, je Zahneinheit, auf Wachs oder Kunststoffbasis	6
6003	Aufstellen, je Zahneinheit, auf Metallbasis	7
6004	Aufstellen, je Zahneinheit, bei Totalprothesen OK und UK	8
6009	Umstellen, je Zahneinheit	6
6021	Übertragen einer Wachsaufstellung auf Metallbasis	4
6121	Zuschlag für Aufstellung bei Anwesenheit des Patienten	0
6142	Systemaufstellung II	0
6143	Systemaufstellung III	0
6144	Systemaufstellung IV	0

BEB-Nr.	BEB-Bezeichnung	Planzeit in Min.
6301	Grundeinheit Fertigstellung mit Kunststoffbasis	60
6302	Fertigstellen mit Kunststoffbasis, je Zahneinheit	2
6311	Grundeinheit Fertigstellung auf Metallbasis	35
6312	Fertigstellen auf Metallbasis, je Zahneinheit	5
6401	Transparente Gaumenplatte	31
6402	Prothese aus transparentem Kunststoff	15
6403	Prothese aus Schwerkunststoff	20
6404	Basisteil aus Weichkunststoff	42
6405	Basis aus Weichkunststoff	55
6411	Spezialpressverfahren	0
6412	Sonderkunststoff verarbeiten	0
6414	Kunststoff an unterfütterbarem Abschlussrand	8
6421	Prothese aus Kautschuk	0
6431	Befestigung eines Zahnes mit zahnfarbenem K unststoff, Pontic	7
6432	Herstellung eines Zahnes aus zahnfarbenem Kunststoff	25
6433	Kaufläche aus zahnfarbenem Kunststoff	15
6441	Charakterisieren einer Basis	0
6451	Zahnfleischklammer	10
6452	Pelottenklammer	18
6461	Lösungsknopf für Friktionsprothese	6
6471	Aufwand bei Fertigstellung über Implantat	0
6481	Reokkludieren einer Prothese	5
6482	Remontage, Prothetik	20
6483	Selektives Einschleifen, Prothetik	31
6501	Netz einarbeiten	33
6502	Gussgitter einarbeiten	10
6503	Konfektioniertes Metallgitter anpassen und einarbeiten	36
6504	Draht einarbeiten	12
6505	Bügel einarbeiten	16

BEB-Nr.	BEB-Bezeichnung	Planzeit in Min.
6506	Individuelle Beschwerungseinlage einarbeiten	15
6507	Konfektionierte Beschwerungseinlage einarbeiten	18
6509	Retention für Einzelzahn einarbeiten	10
6512	Saugkammer einarbeiten	4
6521	Metallfacette einarbeiten	12
6522	Inlay in Prothesenzahn einarbeiten	45
6531	Federpaar einarbeiten	66
6532	Magnetpaar einarbeiten	48
6936	Individuell charakterisieren, Konfektionszahn, Keramik	0
6937	Individuell charakterisieren, Konfektionszahn, Kunststoff	0
6938	Zuschlag für verschiedene Zahnfarben	0
7001	Basis für Einzelkiefergerät	65
7002	Basis für FKO-Gerät	115
7003	Grundbogen Oberkiefer oder Unterkiefer	30
7005	Positioner	140
7007	Vorhofplatte	100
7011	Kinnkappe mit Retentionshaken	75
7021	Basis für schiefe Ebene aus Kunststoff	48
7031	Basis für schiefe Ebene aus Metall	78
7101	Tropfenklammer	10
7102	Ösenklammer	10
7104	Dreiecksklammer	10
7105	Pfeilanker	10
7106	Adams-Klammer	16
7107	Pfeilklammer	20
7108	Voß-Klammer	16
7109	Verankerungsklammer	32
7110	Haltesporn	10
7121	Dorn	10

BEB-Nr.	BEB-Bezeichnung	Planzeit in Min.
7122	Auflage	10
7201	Frontaler oder lateraler Aufbiss, hart	16
7202	Frontaler oder lateraler Aufbiss, weich	38
7211	Schiefe Ebene aus Kunststoff, je Zahneinheit	18
7221	Schiefe Ebene aus Metall, je Zahneinheit	25
7231	Vorbiss oder Rückbiss	18
7241	Pelotte	28
7242	Kunststoffschild	28
7243	Zungengitter	22
7301	Labialbogen	24
7302	Labialbogen, modifiziert	31
7303	Labialbogen, intermaxillär	48
7304	Hochlabialbogen	31
7311	Feder, offen	10
7312	Feder, geschlossen	14
7313	Feder, gekreuzt	12
7314	Feder, kompliziert	15
7321	Protrusionsbogen	20
7322	Coffin-Feder	30
7323	Lingualbogen	30
7324	Palatinalbogen	38
7325	Lingualer Frontalbogen	20
7331	Aktiver Sporn	12
7332	Rücklaufsporn	12
7333	Führungssporn	12
7334	Interokklusal-Stopp	10
7341	U-Bügel	35
7342	Federbügel	35
7343	Doppelplatten-Führungssporn	35
7351	Schraube einarbeiten	22
7352	Schraube einarbeiten, kompliziert	32

BEB-Nr.	BEB-Bezeichnung	Planzeit in Min.
7353	Spezialschraube zur Einzelzahnbewegung	26
7354	Spezialschraube zur Sektorenbewegung	24
7355	Spezialschraube zur asymmetrischen Bewegung	25
7356	Spezialschraube zur Metallverbindung	32
7401	Ankerband	32
7402	Band auf Modell aufpassen	15
7403	Ankerkappe	30
7406	Innenbogen	48
7407	Teilinnenbogen	28
7410	Außenbogen	55
7411	Teilaußenbogen	38
7413	Lückenhalter	18
7415	Spike	7
7416	Häkchen	10
7417	Stopp	8
7421	Verarbeiten eines Schlosses	14
7422	Verarbeiten eines Röhrchens	14
7424	Druckfeder, Zugfeder	15
7425	Facebow anpassen	13
7431	Bracket oder Attachment positionieren	6
7501	Trennen einer Basis und Funktionsfähigmachen der Schraube	10
7502	Trennen einer Basis und erschwertes Funktionsfähigmachen der Schraube	15
7503	Trennen einer Basis, ohne Schraube	8
7504	Funktionsfähigmachen einer Schraube, ohne Trennen der Basis	8
7511	KFO-Platte voreinschleifen	8
7512	FKO-Gerät voreinschleifen	20
7601	Schiene, tiefgezogen	60
7602	Schiene, tiefgezogen, zweiphasig	90
7603	Knirscherschiene aus Kunststoff	108

BEB-Nr.	BEB-Bezeichnung	Planzeit in Min.
7604	Knirscherschiene aus Weichkunststoff	108
7605	Retentionsschiene	65
7606	Medikamententrägerschiene	65
7611	Schienungskappe aus Kunststoff	17
7612	Schienungskappe aus Metall	34
7613	Aufbisskappe aus Kunststoff	25
7614	Aufbisskappe aus Metall, je Zahn	48
7621	Adjustierte Aufbissschiene	140
7622	Aufbissschiene nach Schöttl	200
7623	Aufbissschiene nach Shore	75
7624	Aufbissplatte nach Schulz-Bongert	180
7625	Bissführungsplatte	108
7701	Obturator aus Kunststoff	92
7702	Obturator aus Weichkunststoff	152
7703	Obturator, hohl	138
7704	Resektionskloß aus Kunststoff	56
7705	Resektionskloß aus Weichkunststoff	98
7706	Künstliches Zahnfleisch	0
7707	Lippenschild	0
7708	Flexible Zahnfleischepithese, Grundeinheit	100
7709	Flexible Zahnfleischepithese, je Zahn	10
7711	Wundverbandplatte, tiefgezogen	45
7712	Wundverband Autopolymerisat	60
7801	Sportschutz aus Weichkunststoff	180
7802	Kinnschutzkappe	0
7901	Basisgestaltung, farbig	0
7902	Basisgestaltung mit Gitter	0
7903	Basisgestaltung mit Motiven	0
8001	Basisteil unterfüttern	38
8002	Basis unterfüttern	66
8003	Basis erneuern	80

BEB-Nr.	BEB-Bezeichnung	Planzeit in Min.
8004	Zuschlag bei Reparatur einer Friktionsprothese	0
8005	Zuschlag bei Unterfütterung einer Friktionsprothese	67
8006	Einarbeiten einer Modellgußbasis in vorhandene Kunststoffprothese	90
8011	Instandsetzen einer Prothese, Kunststoffbasis oder KFO/FKO-Gerät, Grundeinheit	30
8012	Erweiterung einer Prothese, Kunststoffbasis oder KFO/FKO-Gerät, Grundeinheit	30
8013	Instandsetzen einer Metallbasis, Grundeinheit	35
8014	Erweitern einer Metallbasis, Grundeinheit	35
8015	Instandsetzen einer Aufbissschiene, Grundeinheit	30
8016	Erweitern einer Aufbissschiene, Grundeinheit	30
8021	Leistungseinheit, Sprung aus Kunststoff	6
8022	Leistungseinheit, Bruch aus Kunststoff	8
8023	Leistungseinheit, Wiederbefestigung Zahn	6
8024	Leistungseinheit, Erneuerung Zahn	10
8025	Leistungseinheit, Klammer einarbeiten	10
8026	Leistungseinheit, Regulierungselemente einarbeiten	12
8027	Leistungseinheit, Basisteil aus Kunststoff	8
8028	Leistungseinheit, Sprung aus Metall	18
8029	Leistungseinheit, Bruch aus Metall	22
8030	Leistungseinheit, Kunststoffsattel lösen und wiederbefestigen	15
8031	Leistungseinheit, Herauslösen eines Konfektionszahnes	0
8032	Leistungseinheit, Okklusionsausgleich an Konfektionszahn	0
8033	Leistungseinheit, Retention/Basisteil einarbeiten	0
8034	Leistungseinheit, Sekundärteil	0
8035	Leistungseinheit, Rückenschutzplatte einarbeiten	0
8041	Leistungseinheit, Herauslösen von Halte- bzw. Regulierungselementen	4
8042	Remontieren von KFO-Gerät	0

BEB-Nr.	BEB-Bezeichnung	Planzeit in Min.
8043	Neu adjustieren einer vorhandenen Schiene	83
8044	Prothese umarbeiten als Aufbissbehelf	83
8101	Kunststoffbasis aufpassen	0
8102	Metallbasis aufpassen	0
8111	Auswechseln von Konfektionsteil, einfach	0
8112	Auswechseln von Konfektionsteil, kompliziert	0
8122	Ausarbieten und polieren nach direkter Unterfütterung	44
8123	Prothese säubern und polieren	18
8124	KFO-Gerät säubern und polieren	18
8125	Schiene säubern und polieren	18
8201	Kronen- oder Brückengliedreparatur, Grundeinheit	34
8202	Leistungseinheit, Trennspalt	18
8203	Leistungseinheit, Verlängerung	18
8204	Leistungseinheit, Bruch/Riss	10
8205	Leistungseinheit, Kontaktpunkt	10
8206	Leistungseinheit, Vorbereitung für Verblendung	5
8207	Leistungseinheit, Brückenteil wiederverwenden	34
8208	Leistungseinheit, Nachbereiten Keramikverblendung	0
8211	Leistungseinheit, Instandsetzen individueller Riegel	0
8212	Leistungseinheit, Aktivieren Teleskopkrone oder Steggeschiebe	0
8221	Leistungseinheit, Instandsetzen Kunststoffverblendung	0
8222	Leistungseinheit, Instandsetzen Keramikverblendung	0